COMUNICAÇÃO COM CRIANÇAS

CIP-BRASIL. CATALOGAÇÃO NA PUBLICAÇÃO
SINDICATO NACIONAL DOS EDITORES DE LIVROS, RJ

T629c   Tonin, Juliana
　　　　　　Comunicação com crianças : princípios de uma comunicologia doltoniana / Juliana Tonin. – 1. ed. – Porto Alegre [RS] : AGE, 2024.
　　　　　　183 p. ; 16x23 cm.

　　　　　　ISBN 978-65-5863-320-4
　　　　　　ISBN E-BOOK 978-65-5863-322-8

　　　　　　1. Psicologia infantil. 2. Lactentes – Desenvolvimento. 3. Crianças – Desenvolvimento. 4. Psicologia do desenvolvimento. 5. Psicologia social. 6. Comunicaçãointerpessoal. 7. Pais e filhos. I. Título.

　　　　24-94015　　　　　　CDD: 155.422
　　　　　　　　　　　　　　　CDU: 159.922.7

Meri Gleice Rodrigues de Souza – Bibliotecária – CRB-7/6439

Juliana Tonin

COMUNICAÇÃO COM CRIANÇAS

princípios de uma comunicologia doltoniana

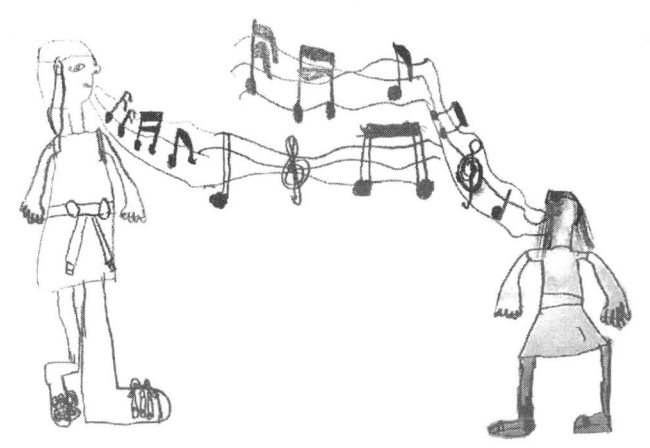

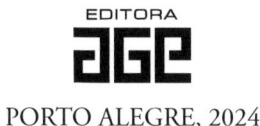

PORTO ALEGRE, 2024

©Juliana Tonin, 2024

Capa:
Nathalia Real,
utilizando ilustração de Catarina Tonin Baptista

Diagramação:
Pedro Bidone
Nathalia Real

Supervisão editorial:
Paulo Flávio Ledur

Editoração eletrônica:
Ledur Serviços Editoriais Ltda.

Reservados todos os direitos de publicação à
EDITORA AGE
editoraage@editoraage.com.br
Rua Valparaíso, 285 – Bairro Jardim Botânico
90690-300 – Porto Alegre, RS, Brasil
Fone: (51) 3223-9385 | Whats: (51) 99151-0311
vendas@editoraage.com.br
www.editoraage.com.br

Impresso no Brasil / Printed in Brazil

*Para Angelo e Claudina,
de quem ganhei a vida,
e o resto.*

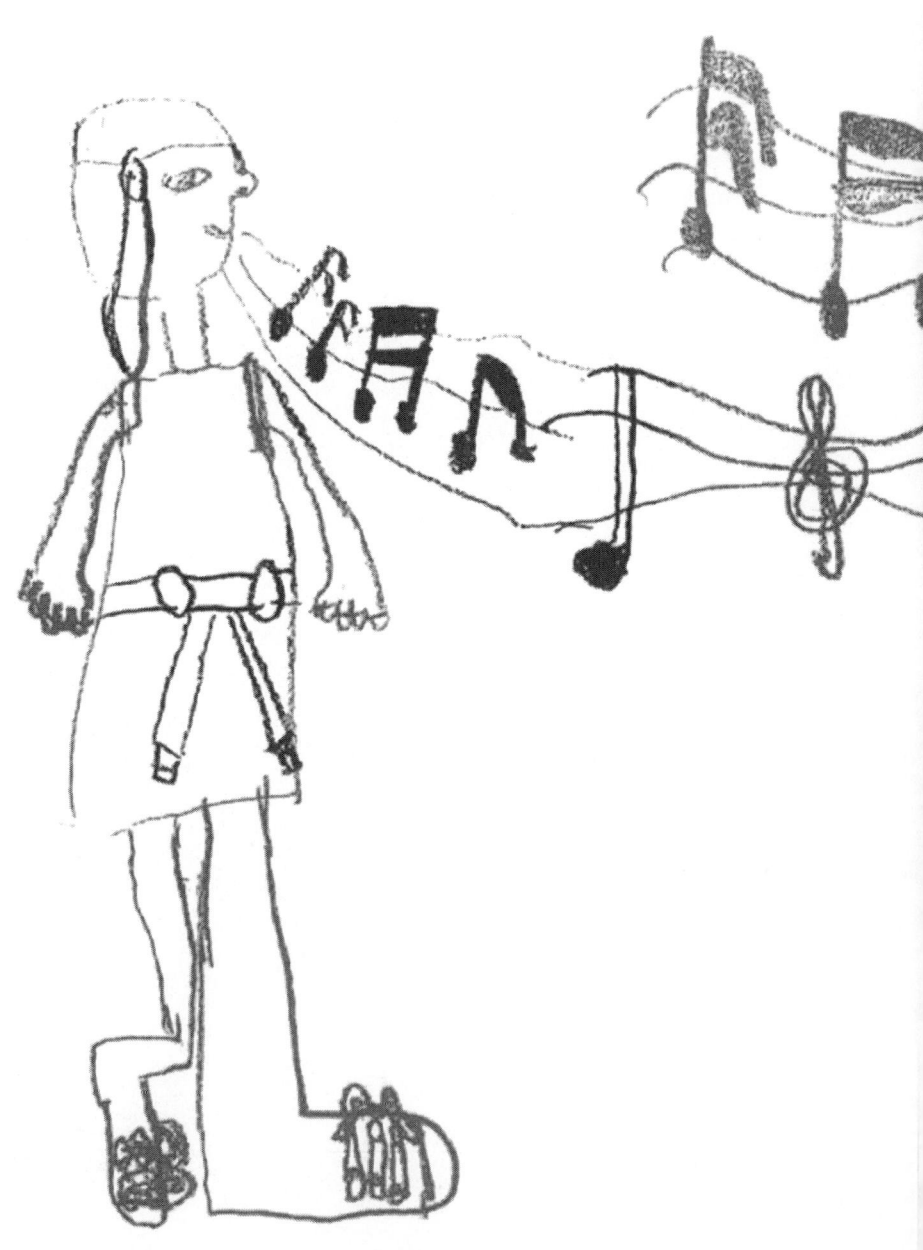

La communication ventile tout.
Françoise Dolto

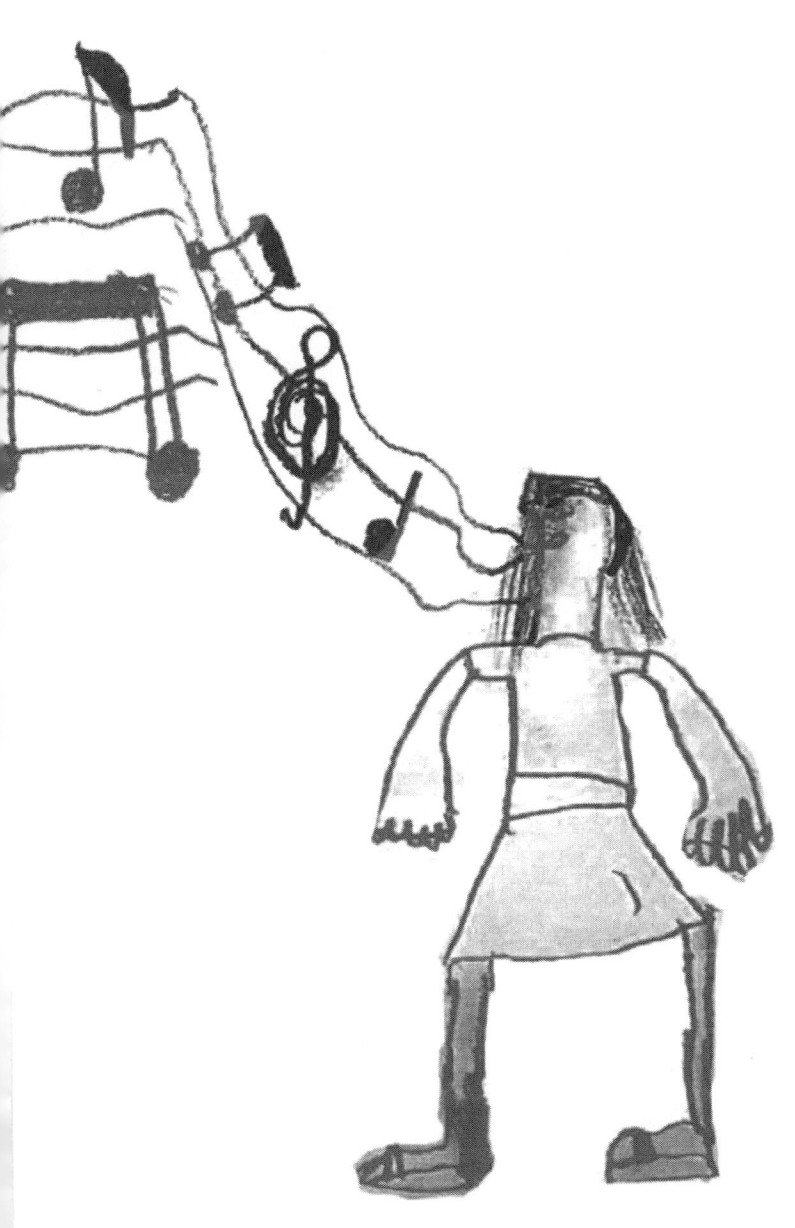

PREFÁCIO
O BEBÊ: UM CONTINENTE A SER DESCOBERTO

Pediram-me que, na minha condição de poeta, escrevesse algo sobre a criança, mais especificamente sobre a nova ciência que está surgindo, e tem um nome cativante: *bebelogia*.

Trata-se – e isto é essencial – de dar as boas-vindas ao nascimento de uma criança, não só ao desembarcar do ventre de uma mulher, mas também quando começa a se tornar cidadã do mundo dos homens.

Começo por referir um fato que me causou profunda impressão quando, na Universidade de Fribourg, na Suíça, eu me preparava para obter meu Doutorado em Filosofia, com uma tese sobre Henri Bergson. Tive oportunidade, então, de ouvir uma aula inaugural de um semestre, na qual o orador era um biólogo famoso, que era também um humanista respeitado. Durante uma parte do discurso, não o acompanhei, pois ele falava com detalhes de certas experiências genéticas. De repente, porém, seu discurso me interessou vivamente. O biólogo, elevando a voz, disse mais ou menos isto:

> – *Vocês talvez não se deram conta de um pormenor: a originalidade da concepção humana! Será que vocês se aperceberam de que ela difere da dos animais? Estes nascem completos, por assim dizer. O homem, não. Na minha opinião, o homem teria de nascer não como fruto de nove meses, mas justamente como fruto desse tempo duplicado. Biologicamente, o ser humano nasce incompleto. Vocês me perguntarão por quê. Respondo-lhes: porque o homem não nasce*

somente para si, mas nasce para uma sociedade, que tem uma língua, que tem uma cultura, que tem uma sorte de vocação comunitária. O recém-nascido nasce realmente "infante", ou seja, "incapaz de falar". Ele nasce para aprender a falar, e a língua em que ele falar há de se chamar materna, porque será a mãe a primeira fonte de sua linguagem.

Fiquei atônito com o que o biólogo nos dizia. Guardei, ainda, outro fragmento de seu discurso: o fato de que uma girafa, logo depois de nascida, em poucas horas está apta para acompanhar a mãe-girafa. O homem ou a mulher terão de começar sendo bebês, e só depois de alguns anos os bebês estarão aptos para assumir a sua condição humana.

Guardei para mim a lição de meu Mestre de Fribourg. Cada vez que nascia uma criança, pensava nessa lição de vida dada pelo cientista. Nunca imaginaria que uma estudante parisiense de medicina, que desejava tornar-se pediatra, iria propor novos parâmetros para o tratamento dos bebês. Com efeito, acaso não demonstrou Ariès, um historiador francês, que durante muitos séculos as crianças foram tratadas como se elas fossem homens imperfeitos, como pequenos seres surgidos no mundo ainda não dotados de razão, e, por isso mesmo, considerados seres à espera dos sete ou oito anos, quando podiam ser tratados como *mini-homens* dotados de um dom precioso, a liberdade pessoal?

Só recentemente é que se pensou em revisar tal ponto de vista. A realidade antropológica é outra: o nascituro, já dentro do ventre materno, é um ser excepcional, dotado (ao menos segundo a doutrina cristã) de uma *alma*, ou como pretendem outros, de uma psíque que o torna único, uma vez que o *espírito* ou a *psique*, nos quais se guarda o *copyright* da Vida, não é intercambiável. Prefiro, nesta altura, citar uma frase de Carl Sagan, conhecido astrônomo, que se celebrizou por um livro intitulado *Cosmos*, que deu origem a uma série homônima para a televisão, visualizada em sessenta países:

– *Somos uma espécie tão rara como ameaçada; cada um de nós, do ponto de vista cósmico, é precioso. Se um ser humano discorda de vo-*

cês, deixem-no viver. Nos cem milhões de galáxias, não encontrarão outro.

Eis o que é um bebê!

Lendo, agora, o sugestivo e excitante livro de Juliana Tonin, no qual expõe para os leitores brasileiros o pioneirismo de duas mulheres francesas, que são tidas como as iniciadoras da bebelogia, Françoise Dolto e sua filha Catherine Dolto, fiquei satisfeito, como poeta, ao descobrir que os bebês de outrora estão obtendo com certo atraso seus "Direitos Humanos".

Vale a pena ler a introdução de Juliana a essa nova ciência-arte, que é o novo tratamento a ser dado aos bebês. Comove-me ver que, finalmente, a humanidade está aprofundando sua própria identidade, e não só descobrindo fósseis de três milhões de anos de idade, mas também apalpando, por assim dizer, a fragilidade gloriosa de seus bebês, que já ao surgirem no mundo trazem sua originalidade de seres conscientes e livres, embora a revelação total de sua autoconsciência e de sua liberdade aconteça num espaço de tempo em que é importantíssima a contribuição dos que os geraram.

O livro de Juliana constitui, no fundo, uma digressão poética sobre a primeiríssima infância. Mas é também um poema de mãos juntas com a genética e a Ciência da Afetividade.

A leitura do livro de Juliana fez um bem imenso, chegou mesmo a enternecer-me, pois, graças ao dom da memória, de que nós humanos gozamos, verifiquei em mim como foi, em muitos pontos, elementar e insatisfatório o tratamento que me foi dado nesse período. Meus pais foram pais carinhosos, diria *exemplares* à luz da pedagogia da época. Eu seria injusto com sua memória exigindo deles, postumamente, o que desconheciam. Não se trata disso. Da mesma forma que na época de meu nascimento (1933) não existiam antibióticos, nem vacina eficaz contra o tifo, eu poderia – então – ter morrido, como morreu um de meus irmãos.

Trata-se de aproveitar-se da ciência para aplicar aos bebês, no século XXI, formas de tratamento, não só clínico, mas também pedagógico.

A autora deste livro possui inegável talento literário. Além de seu talento, é uma cientista da *comunicologia*. Neste livro ela dá-nos uma demonstração de como é possível expressar realidades humanas (e descobertas psicobiológicas essenciais) num estilo diferente dos estilos tradicionais.

O estilo de Juliana parece ficção, mas não é ficção. Parece poesia, mas só parcialmente é poesia. No livro de Juliana existem, além de seu lirismo, descrições (às vezes quase lúdicas) de experiências vivenciais importantes.

Não queiramos definir o que ainda é difícil de comunicar, desde que admitamos que Juliana nos transmite uma expressão vivaz de realidades inéditas, um buquê de *insights* de uma visão nova sobre os bebês.

O que existe de científico ou de paracientífico neste livro, será, sem dúvida, no futuro, um conjunto de princípios orientadores e de sugestões práticas maravilhosas para mães, educadores, pediatras, e interessados na *Evolução humano-humanística* dos bebês.

Armindo Trevisan[1]

---

[1] Poeta, ensaísta, professor de História da Arte e Estética, autor de mais de trinta livros, reconhecido nacional e internacionalmente, sobretudo regionalmente como "expoente da cultura gaúcha", fato confirmado pelo seu prêmio mais recente, a *Medalha Mário Quintana* (agosto de 2023).

SUMÁRIO

Apresentação 15

Big-Bang no parquinho 19

De qual comunicação estamos falando? 35

Dolto: mãe e filha num legado comunicológico 63

Mine de Rien! Uma comunicologia universal
e intergeracional 117

Referências 177

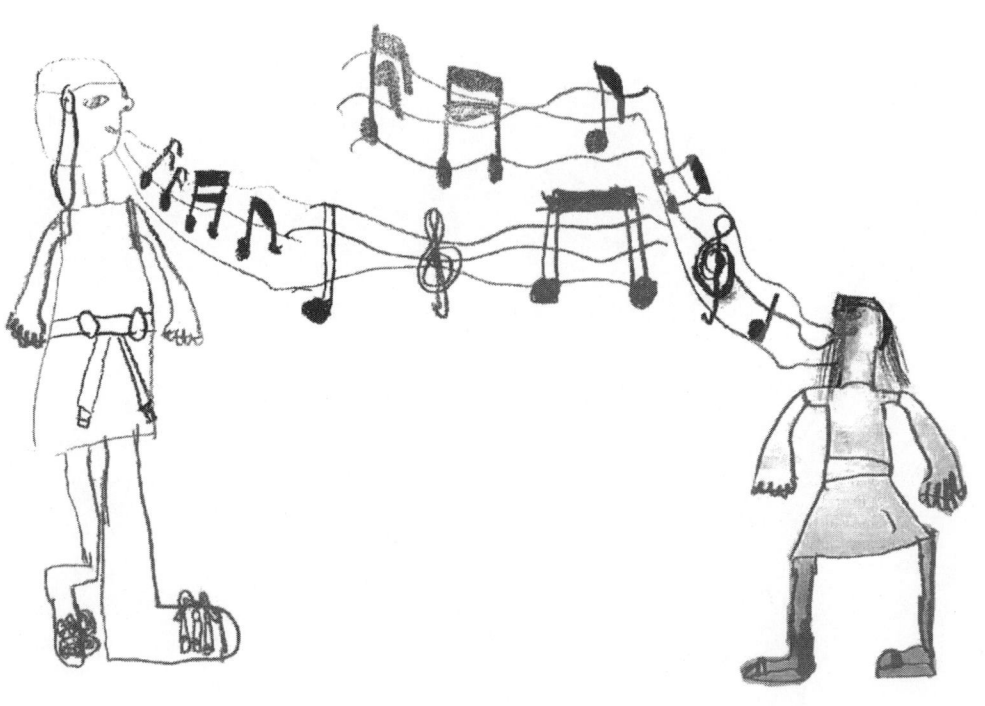

APRESENTAÇÃO

– Por que um livro?
– Por que comunicação?
– Por que crianças?
– Por que princípios?
– Por que um legado?
– Por que doltoniano?
– Comunicologia?

Quando olhamos para os marcos que caracterizam a história do desenvolvimento humano, é comum dizer que a "Idade dos Porquês" acontece por volta dos dois a três anos. E mais comuns ainda são os relatos dos desafios e eventuais constrangimentos que os pequenos impõem aos grandes pela inundação de suas curiosidades infantis.

Este livro tem por missão, ou pretensão, contribuir para melhorar a condição da vida humana no campo das interações entre adultos e crianças. Mas, longe de se oferecer como um guia prático de primeiros socorros para pais, mães, responsáveis, educadores, e aqueles que atuam, ou convivem, diretamente com crianças pequenas, é uma obra de premissas. Ou melhor, de investigação e sugestão de pilares estruturantes, de matrizes que assentam dinâmicas comunicacionais nas relações com as crianças: do humano com o humano. E além.

– Tudo bem até aqui?

Então apertem os cintos, *oh não!*, vistam coletes salva-vidas, pois as interações humanas são de natureza mais aquática que aérea, disparadas por terráqueos cujo fogo intrínseco é capaz de aquecer e até incendiar.

– E se a fome de linguagem começasse muito antes, desde o primeiro dia de nossa concepção?

Princípios: de quando nossa necessidade de comunicação, de fato, começa; de um novo olhar para o humano desde as primeiras batidas do seu coração; de uma nova forma de pensar e praticar a comunicação humana; de uma nova leitura de obra atemporal e universal sobre a comunicação com as crianças; de uma nova visão da cultura e sociedade pela lente de encorajamentos linguageiros... Fins: apontar setas da vida humana rumo a um bom destino.

– Não sei se já alguma vez disse ao leitor que as ideias, para mim, são como as nozes, e que até hoje não descobri melhor processo para saber o que está dentro de umas e de outras, senão quebrá-las.

Machado de Assis, que talvez dispense apresentações, na crônica de três de abril de 1885, integrante da *Balas de Estalo*, série coletiva publicada na *Gazeta de Notícias* entre 1883 e 1887, parece indicar um caminho promissor para o novo: a curiosidade. Mesmo que dependa da provocação de estrondos, rachaduras, desmoronamentos, e até de muitos porquês. Cada ser carrega sua porção infinita de questões, que às vezes esquece ou desiste de repartir. Isso pode ser desencorajador.

Embora este livro possa, sim, oferecer, por rebote, dicas concretas e precisas para qualificar o cuidado comunicológico integral com crianças, que frutifica em prevenção de inúmeros sofrimentos e perdas (pessoais e coletivas) desde as infâncias, é um livro sobretudo de introdução, da introdução da introdução: de uma comunicologia, de um olhar comunicacional para a obra de Françoise Dolto e de apresentação da obra de sua filha, Catherine Dolto, ainda não traduzida, nem mesmo conhecida no Brasil.

Ainda desconheço escritor que, enquanto autor, tenha assumido testemunhar, logo na apresentação do seu próprio livro, a qualidade de seu escrito, sobretudo incitando: "imperdível!". Porque o resultado final, a percepção de sua qualidade e pertinência devem ser protagonizadas pelo leitor; é de seu direito. Mas isso não impede a sugestão de que cada página, linha, palavra, ou mesmo travessão, qualquer que seja, pode vir a valer a pena de algum jeito. Porque quando se é tomado por algo, profunda e completamente, e isso (re)*anima* partes da própria vida desde a gênese, o desejo é que muitos possam experimentar isso também. Se é que se traduz em palavras.

Fato é que o livro pode ser lido sem toda essa transbordante ambição, e sem pressa para chegar a um ponto-final.

| – Por quê?

Em nome do passado, presente e futuro das crianças de ontem (*as interiores*), de hoje (*as pequenas*) e de amanhã (as *que estão por vir*).

Porque isso faz bem.

Com afeto,

Juliana
Rio Grande do Sul, Porto Alegre, 2024.

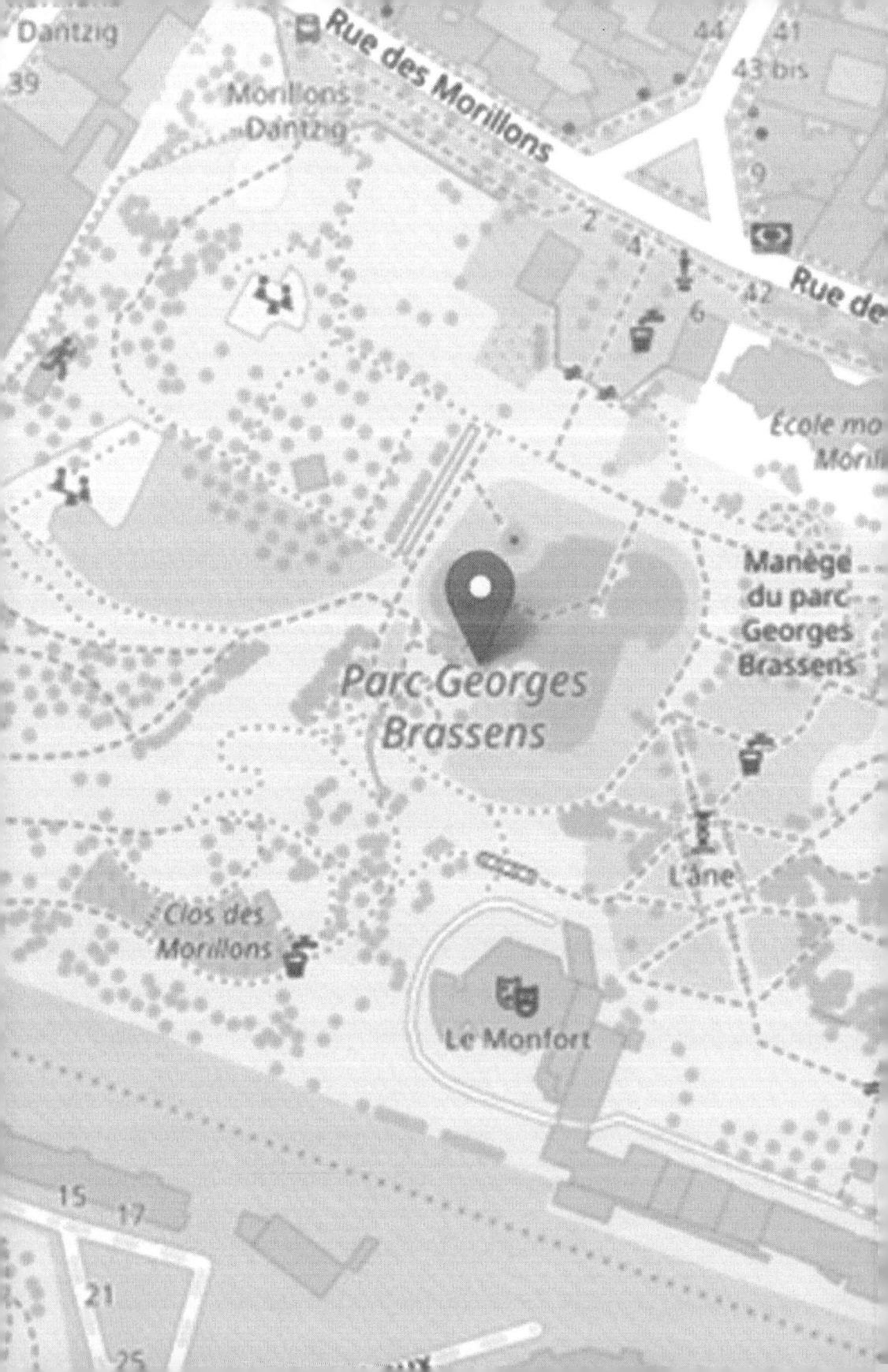

BIG-BANG NO PARQUINHO

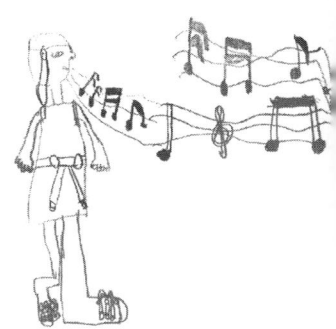

A ideia de uma etnografia em parques de Paris sequer havia sido sonhada para aquele primaveril pós-doutorado de 2017. A viagem serviria para aprender o que fosse possível em seis meses sobre Sociologia da Infância, com Mme. Régine Sirota, no Cerlis-Paris V-Sorbonne.

O projeto de partida representava uma continuidade daquele iniciado no PPGCOM da PUCRS em 2016. Este objetivava compreender os entendimentos sobre infâncias presentes no campo da Comunicação. Por intermédio de um levantamento de pesquisas que relacionassem comunicação e infância, publicadas desde o início da pós-graduação *stricto sensu* no Brasil (1970), a pretensão era de buscar obter um retrato das mentalidades que norteavam modos de pensar relacionados às infâncias, presentes em uma área que atua de forma concreta e dinâmica na captação, formatação e disseminação de conteúdos sobre e para crianças e jovens. A inquietação que impulsionava a determinação para rastrear teses, dissertações e artigos científicos em um período que corresponderia a 50 anos (1970-2020) era: quais mentalidades sobre infâncias integram o campo da Comunicação? Pareceu interessante – e mesmo fundamental – aproximar a Sociologia da Infância desses estudos da Comunicação, para que guiasse a interpretação.

Naquele ano, completava 19 anos de meu ingresso no campo da Comunicação. A abertura a entendimentos que o ato de dar aulas de Teorias da Comunicação por vários anos aparentemente sustentava, revelava uma premissa sobre Comunicação, profundamente enraizada no campo: a de conferir a ela um sentido midiático, técnico, instrumental. Assim, encerrada como um dispositivo de criação e disseminação dos mais diferentes fluxos, formas e conteúdos informacionais, o alcance do questionamento da pesquisa vertia até margens de análises sobre maneiras através das quais uma mentalidade poderia potencialmente estimular seleção, estruturação e circulação de conteúdos diversos.

Francisco Rüdiger, pesquisador de referência em Teorias da Comunicação no Brasil, laureado duplamente em 2000 e 2016 com o prêmio Luiz Beltrão, instituído em 1997 pela Intercom – Sociedade Brasileira de Estudos Interdisciplinares da Comunicação –, para homenagear o pioneiro da pesquisa científica em comunicação no Brasil, é direto ao referenciar que a Comunicação se desenvolveu como campo de estudos no século XX, motivada pelo surgimento das novas tecnologias da comunicação:

> Nos séculos XVIII-XIX, a expressão raramente era problematizada, referindo-se, sobretudo, aos meios de transporte e suas vias de circulação: caminhos, estradas, canais, embarcações, diligências, ferrovias, etc., o desenvolvimento dos novos meios de comunicação, que podem ser descritos, em termos sumários, como canais de transmissão, circulação e recepção de ideias, transformou de maneira radical o significado da expressão, que passou a designar, antes de tudo, o intercâmbio tecnologicamente mediado de mensagens na sociedade (RÜDIGER, 2003, p. 15).

Sem parar diante da sinalização do autor, de que a expressão raramente era problematizada, a pesquisa lançava suas lentes na identificação das facetas comunicacionais (re)produtoras, participantes ativas no processo de dinamização de mentalidades sobre infâncias. Perguntas se repetiam e multiplicavam: Quais seriam as concepções de infâncias que estariam implícitas, ou explícitas, na elaboração de mensagens e produtos midiáticos? A Comunicação guardaria algum entendimento próprio sobre infância? Caso a Comunicação bebesse de outras fontes para fundamentar seus conhecimentos sobre as infâncias, quais seriam, por quê, com quais critérios, consequências, para quem? As infâncias pela mídia, a mídia para as infâncias, era o círculo de giz que condicionava o desejo de bicar pesquisas em repositórios para alimentar uma grande biblioteca, reservatório que, supunha-se, forneceria, direta ou indiretamente, todas essas respostas. Pesquisar é um ato de fé.

Por tudo isso, voamos para Paris. Eu, acompanhada da família. Antes de chegar ao grande oráculo, representado pelo gabinete da pesquisadora que supervisionou o pós-doutorado, reconhecida internacionalmente por conduzir a perspectiva da Sociologia da Infância na França, o estudo que mais servia para inspirar a curiosidade do tipo de investigação que a pesquisa se propunha era o de Philippe Ariès.

Historiador francês, publicou uma obra intitulada *L'Enfant et la Vie Familiale sous l'Ancien Régime,* na década de 60 do século passado, traduzida em versão parcial no Brasil em 1973, sob o título *História Social da Criança e da Família.* Trata-se de notório estudo, que buscou traçar um panorama da infância no Ocidente e identificar, por derivação, os sentimentos e concepções de infância presentes em cada contexto. Essa obra tornou-se uma referência para o tema da infância nas ciências sociais e, por movimentos de adesões e polêmicas, disparou continuidades de pesquisas sobre infâncias em, pelo menos, duas direções: a da História, que se debruçou em garimpos sobre as infâncias datadas antes da Idade Média, e da Sociologia, que havia germinado a semente da Sociologia da Infância ainda na década de 1920, mas que se fez brotar após a década de 1980, irrompendo galhos mais robustos pela seiva de eventos e publicações a partir de 1990.

O atrativo que a obra de Ariès e as bases da Sociologia da Infância acionavam na pesquisa era de iniciar uma tarefa minuciosa e cirúrgica, de identificar mentalidades sobre infâncias, buscar descolar de suas epidermes as que estivessem a serviço de mitoses desgovernadas, em uma espécie de aventura medicinal dicotômica, de diagnosticar o que é saudável e também doentio, tudo para tentar prognosticar soluções para este último. É preciso crer-se Deus para pesquisar.

Verdade é que tudo parecia bem simples. Se a Sociologia da Infância defendia a compreensão da criança sendo **sujeito, inteiro, no presente**, este se tornaria o indicador para medir o coeficiente de saúde da mentalidade. Aquela que, por sua vez, engendrasse perspectiva oposta, de criança sendo **objeto, tábula rasa, vir a ser num futuro distante**, ganharia o rótulo de doente.

A pesquisa Comunicação e Infância foi finalizada no início de 2023. Muito mais complexa do que se pretendia. A Comunicação pululava: estudos de práticas de jornalismo, publicidade, cinema, comunicação organizacional; de meios, rádio, televisão, internet, jogos digitais, revistas em quadrinhos; de conexão com outras áreas, tais como Educação, Letras; ou relacionada a temas como cultura, gênero, etnia. Praticamente uma cosmologia comunicacional contida em 1,76% das pesquisas do campo, percentual que demarca a totalidade de produção acadêmica realizada, até 2020, tendo a infância como foco. Os resultados estão publicados em artigo acadêmico de natureza classificatória[2], e um *Acervo*[3] de todos os materiais coletados está disponível. O que não está publicado nesses materiais, e comento aqui, é o fato de que identificar as mentalidades requisitou, também, um ato frontal de perguntar: por que existem?

Todas as mentalidades têm suas histórias para contar. Quando as simplificamos, de longe, com réguas de análise, crítica e julgamento, instrumentos cotidianos de pesquisadores, sem dúvida essenciais – inclui-se a ressalva de que devem ser adequadamente manuseados –, corremos o risco de cegueira para o que pode haver de "bem" naquilo que foi classificado como "mal", e vice-versa. É muito mais seguro

---

[2] TONIN, Juliana; MACHADO, Anderson. Infância na Pesquisa em Comunicação no Brasil. In: *Revista Memorare*, Dossiê Narrativas e imagens da/na infância, v. 10, n. 1 (2023): Disponível em: https://portaldeperiodicos.animaeducacao.com.br/index.php/memorare_grupep/article/view/20017

[3] TONIN, Juliana. *Acervo* da Pesquisa Comunicação e Infância. Porto Alegre, Com-Crianças, 2023. Disponível em: https://comcriancas.com/acervo/

acreditar em definições bem torneadas e estanques, pois organizam matematicamente a existência e possibilitam escolhas que prometem rumos conhecidos. Afinal, quem suportaria saber que se opera com complexidades e incertezas ao entrar num avião? Ali se exige ação de fórmulas, precisões, controle integral. Ninguém quer ter de pousar forçado na água. A faculdade de agarrar-se à engenharia da vida foi pouco capaz de comandar metodologicamente a pesquisa, e as descobertas foram, em justa medida, humanas e divinas.

Mas o que gostaria de enfatizar mesmo é a ocorrência do inesperado na aventura francesa. Realizar pós-doutorado em Sociologia da Infância, levando dois filhos que, à época, tinham 3 e 9 anos, exigiu organização de uma rotina que privilegiasse tempo para vivê-los.

Logo na chegada, alheios ao frio, andamos cerca de 100m para conhecer o parque que havíamos avistado na proximidade do novo lar, no *15ème*, pela Internet. Assim, Georges Brassens passou a ser quintal por 180 dias. Brassens, célebre cantor e compositor francês, habitou o *14ème* e o *15ème*, de 1966 a 1981. Sua obra inspirou o batismo e a tematização do parque, de aproximadamente 8,7 hectares, num terreno desnivelado, inaugurado em 1985, para substituir os antigos abatedouros de Vaugirard, que ali estiveram de 1894 a 1978. Ir ao parque com as crianças tornou-se ritual da vida cotidiana, e os dois logo trataram de batizar o espaço, por partes "parque do avião", "parque sem areia", "labirinto", "parque do gira-gira-que-pula", "parque da montanha", e pelo todo: parque "Georges Croissants". Era um grande parque, de dinâmica complexa. Tudo sempre variava: por turno, por dia da semana, por clima do dia, por estação, por dias da semana *versus* finais de semana, férias, datas festivas. A cada hora, seu parque. Em todas elas, um carrossel de pequenos carros, não de cavalos, rodopiava repetindo músicas e faces de Brassens.

Moulin d'Andé, propriedade construída no final do século XII na região da Normandia, possivelmente para abastecer o Château Gaillard, que pertenceu a vários proprietários, foi o presente de casamento dado à Suzanne Lipinska, em 1949, e que a levou a destiná-lo, já em 1962, a ser um centro cultural de referência para cineastas, escritores, atividades musicais, entre outras. Foi lá, na imersão École du Printemps, com mais de quarenta pesquisadores da Université Paris Descartes, Sorbonne Nouvelle e Paris 13, que dialogamos sobre rituais nas infâncias, e sem demora compreendi toda a sociologia da infância que estava presente naquele programa no parque com meus filhos.

Mas o imprevisto, em si, irrompeu bem antes. Fugaz. Longe de livros, bibliotecas, pesquisadores de referência, num *mero*... Parquinho! Em um gesto, já repetido por mim centenas de milhares de vezes, abriu-se o sismo que colapsou a estrutura cultural que me revestia até então.

A cena:

Minha filha de 3 anos subiu em um brinquedo, alto.
Este levava a uma trilha, alta.
Esta concatenava desafios altos, altos, altos.

Eu?

Bem, eu me fui, de braços abertos, esticados para cima.
Percorria o circuito junto com ela, por baixo.
Conseguia vê-la de longe, de fora, de baixo, bem abaixo.

Talvez o objetivo dela não fosse morrer, mas o meu era que ela chegasse, viva, ao escorregador, que demarcava o momento em que pousaria de novo em terra firme. Sentia medo pela sua segurança. Tentava protegê-la. E ela superava o meu medo lançando-se no dispositivo; confiante.

Nada disso era estranho para mim. Eu era a mãe, logo precisava cuidá-la. E cuidar era, sobretudo, sinônimo de fazer viver. Então, tinha uma coleção de protocolos para manifestar esse cuidado. Normal!

Exceto pelo fato de que minha filha não estava só. Crianças diversas zanzavam com ela no brinquedão.

Eu também não estava só.

Havia outros pais, mães e cuidadores, muitos deles.

– Mas... Onde? – Eu me inquietei.
– Lá, acolá... Distantes!? Lendo!? Conversando!? Sentados!? – Pulsei.

Uma angústia particular: nenhum eco em outros adultos, seja por acenos, olhares, palavras, o que fosse!

– Estranho! Negligentes? Descuidados? Distraídos? Cansados? – Eu me debatia.

Uma enxurrada de julgamentos e críticas jorrava na ladeira do meu desconforto. Em total desespero, tentava confirmar que havia **um** comportamento correto naquela situação: **o meu**.

Interrompi o fluxo das águas justificantes e escolhi prestar atenção. Observei cada cena. Precisava compreender os motivos de me sentir tão desacomodada por estar agindo exatamente como sempre agi com minha filha.

A primeira identificação dessa observação chegou bem rápido. Entre os pais, mães, cuidadores e as crianças existia... espaço físico. Os acompanhantes não agiam como se fossem "extensão" do corpo da criança. Mantinham certa distância.

– Mas, e o perigo? – Nem tudo se acalmava dentro de mim.

Segui. Meu olhar identificou que os "distraídos" não pareciam estar com o modo de "perigos à vista" ligado. Para eles, aparentemente, não havia uma atmosfera de medo.

– Era um parquinho! – Talvez fosse isso.

O que prevalecia, de fato, era a criança vivendo sua experiência a uma distância física entre ela e seus acompanhantes. Estes não se lançavam como indispensáveis para garantir a **sobrevivência** das crianças nos ires e vires de seus desafios.

Experimentei. Ofereci espaço para minha filha. Silenciei, e vivi momentos de pura perturbação. Um sentimento de negligência em relação à sua segurança rondava-me, e toda uma sólida concepção de cuidado que vivenciara até então se desmanchava no ar. Lembrava-me dos parques que frequentava na minha cidade no sul do Brasil, dos pais se acotovelando para proteger suas crianças embaixo dos brinquedos, e percebia que aquela forma de agir estava inserida numa prática cultural de classe média-alta, típica dos ambientes que frequentava.

Atônita, comentei sobre essa experiência na universidade, num momento de descontração e de compartilhamento sobre minha adaptação na nova cidade. Fui imediatamente orientada e muito estimulada a iniciar uma etnografia, elevando aquela cena cotidiana ao *status* de pesquisa. Foi o que fiz. Passei a executar duas pesquisas, uma oficial, em bancos de dados, e outra paralela, em bancos de praças. Tudo em apenas um pós-doutorado.

Agora, ao escrever sobre a proposta de uma **Comunicologia Doltoniana**, parte dessa etnografia vem à tona. É preciso relembrar que a intenção deste livro é apresentar uma introdução à comunicologia doltoniana, vinculada à apresentação da obra de Catherine Dolto no Brasil, identificar aspectos comunicacionais presentes em suas proposições e contribuir com o campo da Comunicação, no sentido de ampliar seu horizonte teórico e prático voltado às interações nas infâncias. Mencionar a experiência pós-doutoral, com seus relevos biográficos, é revelar as origens de um campo de visão que se alargava dia após dia. Na etnografia, passei a explorar a linguagem humana (multimodal) em cada observação de **interação** entre adultos e crianças.

Rüdiger, em apenas duas páginas após aquela da citação compartilhada anteriormente, revelou aquilo que passou a ser a chave para a nova aventura comunicacional na qual eu me lançava:

> As comunicações não devem ser confundidas sem mais com a comunicação: este termo deve ser reservado à interação humana,

à troca de mensagens entre os seres humanos, sejam quais forem os aparatos responsáveis por sua mediação. A comunicação representa um processo social primário, com relação ao qual os chamados meios de comunicação de massa são simplesmente a mediação tecnológica: em suas extremidades se encontram sempre as pessoas, o mundo da vida em sociedade (RÜDIGER, 2003, p. 17).

Assim, foi no Brassens que se instalou a pedra fundamental do novo olhar comunicacional, voltado para as pessoas, pela observação da interação humana entre adultos e crianças.

| – Novo?

Zero porcento foi o total de pesquisas encontradas sobre comunicação humana com crianças no campo da Comunicação. O número se repete para indicações de usos e proposições de metodologias ou técnicas para interações diretamente com crianças. Predominantemente, o que existe são estudos sobre meios e conteúdos para as infâncias. Quando as crianças são entrevistadas nas pesquisas, por exemplo, o que configura uma situação de interação *per se*, é para que auxiliem, de alguma forma, na compreensão de algo sobre meio/conteúdo/tema. Algumas pesquisas, quando definem a faixa etária das crianças a serem entrevistadas, priorizam as que estão no segundo setênio de vida, marcado pelas aquisições de competências de fala, leitura e escrita. E para se ter uma ideia da repercussão dessas escolhas na produção de conhecimento de um campo, até 2020 não havia pesquisa que estudasse bebês. Essa é a fotografia de um campo que produz conteúdos diversos, maneja diferentes meios voltados às infâncias, mas que se mostra, de certa forma, desvinculado da própria criança.

O que acontece é que o campo se especializou nas comunicações, e tornou-se excelente nessa direção. Atualmente, vozes de raros pesquisadores de grande relevância no Brasil passaram a iluminar, de alguma forma, nas searas da epistemologia da comunicação, a dimensão humana da comunicação. Mas ainda não há, no campo, práticas e técnicas voltadas essencialmente às relações interpessoais. A área que mais se dedicou a promover conhecimentos e práticas de comunicação humana, até o momento, tornando-se líder na matéria, foi a Psicologia, com olhar psicológico.

Então: sim. É possível dizer que olhar comunicacionalmente para a comunicação humana nas interações interpessoais, principalmente com crianças e jovens, é novo para o campo. Por essa razão, são necessárias consideráveis doses de energia para adentrar nos mares nunca antes navegados da comunicação humana no campo da comunicação. Ainda no Brassens, saltei dos *bancs publics* para as águas das interações.

> (...) parece que a utilidade do navegar não é bastante clara para determinar o homem pré-histórico a escavar uma canoa. Nenhuma utilidade pode legitimar o risco imenso de partir sobre as ondas. Para enfrentar a navegação, é preciso que haja interesses poderosos. Ora, os verdadeiros interesses poderosos são os interesses quiméricos. São os interesses que sonhamos, e não os que calculamos. São os interesses fabulosos (BACHELARD, [1989] (2018), p. 76).

Mas qual seria o sonho sonhado para me sacudir, em praça pública, para a comunicação humana? No começo, apenas soavam a desacomodação, o desconhecido e uma frase de *La Mer*, de Trenet: "La mer a bercé mon coeur pour la vie" (*O mar embalou meu coração para a vida*).

Seguia em observação. Na distância, no espaço existente entre os pais/acompanhantes e as crianças, havia um tipo de manutenção da relação. Silêncios, olhares, gestos, palavras, conexões e desconexões. Marés, uma constância marcada por um vocabulário repetido às crianças, contendo expressões padronizadas para cada situação. De forma geral, as crianças recebiam palavras de estímulo para o que estavam prestes a experimentar. Classifiquei-as como "expressões de encorajamento". Dentre as principais, a mais utilizada era:

– Vas-y! – (*Vá!* Dita em tom afetivo, com sorrisos associados).

Mas, quando o *vas-y* não era suficiente para que a criança se encorajasse, então o adulto colocava-se como *instrutor*. Preservando certa distância, auxiliava verbalmente a criança, dava sugestões:

– Vas-y!
– Mets le pied lá!
– Mets la main lá!
– Fait comme ça!
– Il y a des trous, il faut marcher par lá!

(Vá!
Coloca o pé aqui!
Coloca a mão aqui!
Faça assim!
Há buracos, caminhe por lá.)

Era comum o papel de coadjuvante. E quando a criança chegava no fim do percurso, ecoava:

– Bravoooo!
– Très Bieeeeen!

(Bravo!
Muito bem!)

Com poucas variações, isso se repetia. Eu, a pesquisadora, salivava. Eu também, a mãe, me retorcia. Porque portava uma experiência em que o protocolo não dito era o de ter de haver proximidade física emergencial da criança, principalmente se tivesse idade inferior a sete anos, além de uma série de frases, que classifiquei como "expressões de desencorajamento". Isso porque, enquanto eu observava e absorvia as novas cenas vividas no cotidiano daquele parque, as memórias das cenas vividas no Brasil vinham à epiderme e se emparelhavam, oferecendo-se à comparação. Episódios de pais/

acompanhantes próximos fisicamente, segurando partes do corpo, ou movimentando com suas mãos o corpo da criança para que ela fizesse algum movimento, combinados das seguintes frases, pareciam comuns:

– Óóóólhaaaa!
– Cuidado!
– Vai cair!
– Desce!
– Chega! Isso não é pra ti!
– Não vai mais!
– Viu?

Tudo errado? Não! O primeiro ponto a destacar aqui é a desnecessidade de classificar quaisquer interações como certas ou erradas. O segundo é assumir que não sou, nem era o Brasil, apenas vinha dele. Tampouco poderia falar de França. O alcance possível naquele parquinho se dava pela descoberta visceral de que as interações continham suas facetas de produtoras e reprodutoras de… mentalidades! Por mais que meu conhecimento já pudesse ter acessado esse entendimento várias vezes e de múltiplas formas, foi na experiência carnal, na espessura do vivido, que a compreensão se clareou. Destaco a conexão entre conhecimento e experiência, ou, em outros termos, entre teórico e empírico, cabeça e corpo, pois reconheço, cada vez mais, que as duas dimensões estão profundamente interligadas e, quando acionadas conscientemente para que atuem em equipe, podem ampliar os níveis de coerência entre pensar, sentir e agir. A experiência no parquinho francês me levou a analisar as interações como se a mente humana pudesse atuar como mente midiática, pois ali havia identificado uma mentalidade pairante que, em comparação com a minha, somava duas. E ambas coabitavam por uma intenção comum: **cuidar da criança**.

Foram precisamente estas três últimas palavras que conferiram o estrondoso desmoronamento que se operou internamente, pelo contraste detectado entre cada forma particular que poderia responder a uma intencionalidade universal.

> Na maioria das vezes, o que é relevante tipicamente para o indivíduo já era relevante para seus predecessores e, por conseguinte, sedimentou correspondências semânticas na linguagem. Esta, em suma, pode ser compreendida como sedimentação de esquemas de experiências típicos que sejam relevantes tipicamente em uma sociedade (SCHÜTZ, LUCKMANN, 2023, p.325).

A organização que as palavras de Alfred Schütz e Thomas Luckmann permite conferir à experiência no parque, escritas na obra *Estruturas do Mundo da Vida*, traduzida do alemão para o português e publicada no outono de 2023 no Brasil, pela Edipucrs, seduz a embarcação rumo a uma ilha de certezas: há diferenças, e muitos motivos para isso. Também possibilita incorporar sentidos para a noção de "mentalidades", termo inspirado na modalidade historiográfica chamada de "história das mentalidades", empregada por Ariès, atenta aos modos de pensar e de sentir de indivíduos de uma mesma época. Poder-se-ia ter atracado por aqui. Ou ter seguido para tipificações de mentalidades da comunicação humana e suas compreensões, o que seria, sem dúvida, excitante e convergiria muitos dados da pesquisa oficial.

Mas, a braçadas, o desbravar ventava para outra direção. A atenção, no fundo, estava voltada para o que é semelhante nas interações, associada a uma questão: Considerando a existência de intencionalidades universais, seria possível adotar formas também universais, que fossem capazes de superar tipicidades geradas por esquemas de experiência particulares?

E eis que o sonho se dava a ver, complementando a oração interrogativa precedente: ... Com a missão de gerar efeitos, e os mais positivos possíveis, na vida das pessoas? Isso porque passei a problematizar os aparatos utilizados para garantir a noção de cuidado, refletindo se poderiam vir a acarretar outras complicações, efeitos colaterais adversos, nada evidentes quando se está imerso no caldo cultural.

Teria sido interessante observar, em nível de pesquisa de longo prazo, tipos de consequências para, hipoteticamente, dois grupos de pessoas. Um que ouve, desde o parquinho, repetidas vezes, expressões do tipo *vaz-y* para qualificar sua experiência e o outro, por sua vez, que ouve as do tipo *vai cair*. Como será que cresceriam? O que pensariam sobre seus corpos, suas aventuras, condições, recursos, resultados? Um grupo sentiria mais coragem, medo, confiança, insegurança do que o outro?

Pensando além, não são perguntas originais. Foram feitas, com outras vestes, em diferentes correntes da própria comunicação. É possível associar o ato de compreender emissor, receptor, canal, contexto, dinâmicas, funções, efeitos, apropriações – para citar termos clássicos –, ao objetivo de mobilizar algo positivo na vida das pessoas, e assim chegar às estruturas de criação dos protocolos de *modus operandi* do próprio jornalismo, por exemplo.

Relembrando: escrevo com dois pés. Um, fincado em a) campo de experiência orgânica, e outro em b) campo de conhecimento comunicacional. Mesmo assim, olhando para os lados, rapidamente se identifica que outras áreas do saber parecem buscar o mesmo tipo de solução: uma forma universalizante para uma intenção universal. É assim que, potencialmente, mesmo operando com complexidades e incertezas, a humanidade inteira pode ser levada a lançar mão de paracetamol para aliviar dor de cabeça. A linguagem, na interação humana entre adultos e crianças, poderia vir a gerar suas pílulas? Protocolos? Manuais?

A resposta é sim. *Parental Communication, Comunicação Não Violenta, Disciplina Positiva, Justiça Restaurativa* são alguns exemplos conhecidos de tentativas que operam para qualificar as interações humanas, e direcionar práticas mais adequadas, todas elas mobilizadas pelo lastro do legado psicológico.

Mas nenhum deles capturou minha atenção na época do parquinho francês. Lá, no mesmo *15ème*, o imprevisto do imprevisto aconteceu. Descobri que, a 1km de minha casa, situava-se a Maison Verte, projeto criado por Françoise Dolto em 1979, para receber crianças de 0 a 4 anos de idade. Junto a ele, um de seus livros, *Tudo é Linguagem*, levou-me a mergulhar, autodidata, em sua vida e obra. Mais de trinta publicações em língua francesa, traduzidas em diversos países, um programa de rádio para orientar famílias, além de sua história de vida pessoal: esse foi o porto no qual meu interesse ancorou. Passei a detectar os aspectos comunicacionais contidos em suas abordagens-pílulas automaticamente e, além disso, percebi a relação direta entre seus entendimentos e a ideia central que a Sociologia da Infância promovia. Atraquei, e a paisagem logo me trouxe à vista Catherine Dolto, filha de Françoise.

Com obra viva, vinculada ao legado da mãe, e desconhecida no Brasil até agora, é a motivação para a intenção de conferir ao Brasil, ao campo da Comunicação, aos comunicólogos, educadores, médicos, psicólogos, assistentes sociais, profissionais do Direito, pais, mães, responsáveis por crianças, e também às próprias crianças e jovens, e quem mais puder se interessar, a oportunidade de desbravar novos horizontes para a comunicação humana, a partir do que se propõe a chamar de **comunicologia doltoniana com crianças**. Este é o empenho do livro. E o sonho é que ele possa contribuir para a formação de novos cursos de águas para a linguagem nas interações entre adultos e crianças, embalando a vida para suas melhores direções.

DE QUAL COMUNICAÇÃO ESTAMOS FALANDO?

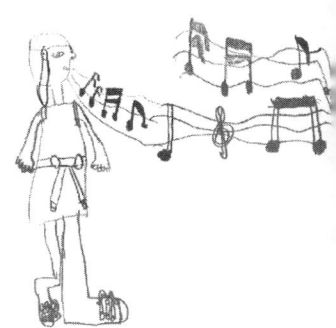

Setenta e sete anos, nascido em Urbana-Champaign, Illinois, filho de quatro homens, reconhecido pelo quinto, e vivo: isso é o que se poderia dizer sobre o campo da Comunicação.

Wilbur Schramm criou o primeiro programa de doutorado em 1947. Institucionalizou o campo e foi reconhecido como o primeiro a pertencer a ele de forma exclusiva.

– Um ermitão?

Ele tentou provar que não. Disse que já era o quinto. Especula-se que o disse de propósito, para ter chance de conseguir ser o primeiro. Rafiza Varão, professora de Comunicação Social na Universidade Católica de Brasília, escreve cuidadoso resumo sobre os minutos iniciais da história do campo, e de Schramm, conforme seu compilado, é dito que realizou uma espécie de "empreendedorismo proposital" (VARÃO, 2013, p. 83). E isso deu o que falar. Por um lado, sim, aferrou-se a ele a paternidade do campo, positivamente. Por outro, criticou-se sua estratégia inaugural, inventiva e imortal.

Atributos excelentes, se vistos pela ótica das funções típicas de um mito. Porque, de fato, a crítica que se voltou contra Schramm é a de ele ter criado um mito de origem do campo da Comunicação: **o mito dos quatro fundadores.** Assim, segundo o que ele revela sobre si, seria o pai adotivo do campo e, segundo o que os outros debatem sobre ele, seria o pai legítimo do campo e do mito. Tudo discutido, nunca desmentido. Mito não é mentira.

O francês Gilbert Durand, discípulo de Gaston Bachelard, mestre de Michel Maffesoli, tornou-se referência nos estudos do Imaginário pela publicação do livro, oriundo de sua tese de doutorado, *Estruturas Antropológicas do Imaginário*, em 1992. Ele indica que um mito é, antes de tudo, uma narrativa resultante de um esquema dinâmico de "símbolos que se resolvem em palavras" e "arquétipos em ideias", ambos racionalizados por um discurso. E que nesta narrativa, "o pensamento racional parece constantemente emergir de um sonho mítico e algumas vezes ter saudades dele" (DURAND, 2002, p. 62-63).

– Então, existiria de fato um mito de quatro fundadores do campo, fabricado por Schramm?

É o que muitos passaram a acreditar.

Quase nada mais importava além da análise dos impactos da I Guerra Mundial até meados de 1950. Varão esmiúça que pesquisas financiadas pelo governo dos Estados Unidos, e também por apoiadores do porte da Fundação Rockfeller e do Fundo Payne, eram estimuladas com o objetivo de identificar os efeitos da mídia, especialmente aqueles centrados no "papel da imprensa, da opinião pública e da propaganda" (VARÃO, 2013, p. 80). Dentre os pesquisadores financiados, estavam: o cientista político Harold Dwight Lasswell, o sociólogo Paul Felix Lazarsfeld, e os psicólogos Carl Iver Hovland e Kurt Zadek Lewin. Os quatro estavam atentos a questões comunicacionais, sem dúvida, mas todos devotados a elas a partir de seus campos.

É desconhecida, neles, intencionalidade de criação do campo da Comunicação. E Schramm, por sua vez, não disse que não. Defendeu que a atenção de suas pesquisas era, sobretudo, comunicacional, e que esse teria sido o grande princípio. Cada um apontava suas lentes para um ângulo diferente, detalha Varão (2013): Lasswell, com traço político, focalizou em conteúdo e simbolismo das mensagens;

Lazarsfeld ocupou-se de pesquisas de opinião por *surveys;* e as psicologias de Lewin e Hovland conduziram experimentos em pequenos grupos e na eficácia da persuasão dos meios de comunicação de massa (MCM), respectivamente. A comunicação era estudada como um fenômeno vinculado aos meios de comunicação de massa, que evocava questões sociais, e também representava uma indústria, que poderia ser operada como peça estratégica.

Obras clássicas, tais como a *Opinião Pública* (1922), de Walter Lippman, e *Técnica de Propaganda na Guerra Mundial* (1927), de Harold Lasswell, além daquela que se considera a primeira Teoria da Comunicação, multinominada de Teoria Hipodérmica, Teoria da Bala Mágica, Teoria do Projétil, são frutos dessa diligência. Ela estreou, assim, a tradicional pesquisa norte-americana sobre os meios de comunicação de massa, a *Mass Communication Research*.

Era o que o contexto da época parecia exigir. Exemplos do clima vivenciado são inúmeros. Descontando aqueles vinculados à propaganda de guerra, podemos lembrar da lenda que circula em torno da transmissão de um dos primeiros filmes dos Irmãos Lumière, em 1895, o *L'arrive du train en gare de La Ciotat*, de apenas 42 segundos, hoje disponível no *Youtube*. Dele, conta-se que a imagem em movimento de um trem chegando na estação teria colocado os espectadores para correr em direção ao fundo e fora da sala de exibição, pois a impressão de que o trem atravessaria pela parede assustou. Fato marcante mesmo aconteceu em 1938. Orson Welles narrou, em formato de radioteatro, parte da obra *Guerra dos Mundos*, de H.G. Wells, e estima-se que durou trinta minutos o pânico generalizado nos Estados Unidos, pela ilusão de realismo acerca de uma invasão de marcianos na Terra.

| – A mídia manipula!

Talvez seja uma das frases mais pronunciadas e debatidas no campo da Comunicação. A ideia da existência de um emissor soberano, onipotente, disparador de mensagens em direção a um receptor que, aglutinado numa massa amorfa, reage como se as admitisse tal como a uma injeção nos poros ou um projétil no peito (Estímulo – Resposta), é o fundamento que alicerça o lastro da primeira teoria da comunicação. Outras correntes somaram-se, e uma delas, a Teoria Matemática da Informação, destacou-se por tentar calcular tudo com exatidão, renovando as visadas do mito. O desdobramento do campo muito se empenhou para reavaliar a superestimação do emissor e simplificação do receptor. De muitas formas, alguns tentaram evidenciar que o emissor, no fundo, não controla plenamente a rota comunicacional, e o receptor, por sua vez, é um sujeito, não um objeto.

Esse é o matagal das origens do campo, no qual tropeçamos no toco de um mito que, enterrado nas profundezas cinzentas de sua psique, zumbiza mitemas do emissor, da mensagem, do receptor, dos MCM, das intenções e dos efeitos. Essa teia mítica, desde o princípio, regada com palavras emprestadas de Varão (2013): teria invisibilizado outros tipos de pesquisas, além de deixar de atribuir origens do campo a correntes europeias anteriores.

| – Coisa alguma de parquinho?

Por certo que não! Comunicação no parquinho poderia mesmo parecer irrelevante diante do corre-corre por conta da invasão alienígena radiofônica. Mas agora estamos aqui: sabemos que Schramm é o pai, outros quatro são os avós, todos são americanos, e suas ideias mitificaram o campo da Comunicação pelas lentes das Comunicações.

Ou seja: nada que responda, ainda, à pergunta batismal deste capítulo.

Ela está impressa, também, no título de abertura do clássico *Teorias da Comunicação: conceitos, escolas e tendências*. Organizado por Antonio Hohlfeldt, Luiz C. Martino e Vera Veiga França, publicado em 2001 pela editora Vozes, hoje na 15a. edição (2015), conta com a participação de pesquisadores de referência no campo, além do mérito de ser o primeiro livro sobre o tema escrito por brasileiros. E foi o próprio Martino quem lançou a questão.

Possivelmente esteja perto de atingir meio milhão de palavras escritas para desvendar o que seria, de fato, a comunicação, sobretudo quando vinculada ao seu recém-nascido campo de conhecimentos e práticas. A partir do seu fôlego, é possível presumir a seguinte didática: falar de um campo requer circunscrever seus objetos de estudos, fundamentos teórico-metodológicos, e tentar também, melhor se fosse antes disso tudo, albergar seu conceito.

– Há um conceito de comunicação?

Sim e não. O que existe é uma multiplicidade de acepções do termo orbitando num campo multidisciplinar de nascença.

Martino estreia seu texto na página onze de forma realista:

– *Antes de entrarmos nos problemas relativos à definição da comunicação...*

O que nos leva a saber da existência de problemas já identificados em relação ao conceito...

– *... é importante destacar que não se trata de achar a verdade ou eleger um único sentido em detrimento dos vários usos do termo...*

... Bem como de estarmos cientes da ausência de promessa de tentar resolvê-los...

– *... afinal, não temos nenhuma razão para negar outras tantas acepções válidas, o que está em questão é nos colocarmos de acordo sobre o que falamos, e que por conseguinte nos interessa estudar.*

... Pois o conceito deverá se adaptar ao fenômeno, não o inverso.

Foi num texto de publicação aparentemente avulsa na Internet que Martino resgatou uma definição, atribuída a Wilbur Schramm:

"a Comunicação é uma espécie de encruzilhada pela qual muitos passam e onde poucos permanecem" (Martino, 1998).

Talvez tenhamos aceitado rápido demais o fato de a comunicação ter operado, por força das circunstâncias, cisão entre comunicação e comunicações. Agora Martino nos leva para a encruzilhada. Avenidas da complexidade, sofisticaria Edgar Morin, que sempre recomenda abordagem complexa.

– Mas, é possível fazer ciência operando com a complexidade?

Ocorreu-me perguntar a ele pessoalmente.

– *Bien, il faut essayer!*
(Bem, temos de tentar!)

Ocorreu-lhe responder.

Podemos recuperar a tendência humana de desenhar dualidades, em geral opositoras, para abrandar a curiosidade sobre sua existência de maneiras variadas. Dentre elas, a complexidade defendida por Morin faz frente ao "grande paradigma" do mundo ocidental.

Trata-se da constatação da pregnância do pensamento filosófico de René Descartes na ciência ocidental. Seu efeito, resume Morin, "determina os conceitos soberanos e prescreve a relação lógica, a disjunção", por consumar separação entre: "sujeito e objeto, alma e corpo, espírito e matéria, qualidade e quantidade, finalidade e causalidade, sentimento e razão, liberdade e determinismo, existência e essência" (MORIN, 2002, p. 270). Dois lados pendulados: objetos, sujeitos.

Em ato reflexo, podemos encontrar duas vias de explicação para o próprio termo encruzilhada: 1) ponto de convergência de vários caminhos, 2) dilema por excesso de possibilidades de escolha. Duas encruzilhadas: objeto, sujeito. Comunicações, comunicação.

Mas Martino atentou para outra palavra na frase de Schramm e lançou: "cabe então perguntar, o que seria 'permanecer'"?.

– Oferenda!?

Consagrar-se à ventania da circulação pode soar exótico para uma Comunicação de varanda envidraçada. Curioso é que Edgar Morin, ao escrever sobre a "humanidade da linguagem", parece ter chegado ao mesmo lugar: "a linguagem, portanto, é a **encruzilhada essencial do biológico, do humano, do cultural, do social**". Segue, e eoliza:

> O homem faz-se na linguagem que o faz. A linguagem está em nós e nós estamos na linguagem. Somos abertos pela linguagem, fechados pela linguagem, abertos ao outro pela linguagem (comunicação), fechados ao outro pela linguagem (erro, mentira), abertos às ideias pela linguagem, fechados às ideias pela linguagem. Abertos ao mundo e expulsos do mundo pela linguagem, somos conforme o nosso destino, fechados pelo que nos abre e abertos pelo que nos fecha (MORIN, 2003, p. 37).

Comunicação encruzilhada nos parquinhos da vida: É dessa Comunicação que estamos falando! Mas antes voltemos à linha três da citação, na qual Morin escreve: "aberto ao outro pela linguagem (comunicação)".

– A comunicação seria um efeito da… linguagem?

– Mas, para o campo da Comunicação, comunicação seria uma máquina de potencializar efeitos nas pessoas através de meios por mensagens, que são, ao fim e cabo, linguagem?

– Comunicação seria um... efeito?

Difícil!

Voltemos.

Recorrer à Martino e sua minuciosa busca de definição em dicionários pode ajudar. Em síntese, Martino agrupou a comunicação em 7 direções (2015, p.15):

1) Fato de comunicar, estabelecer relação com alguém, ou alguma coisa ou entre coisas;

2) Transmissão de signos através de um código (natural ou convencional);

3) Capacidade ou processo de troca de pensamentos, sentimentos, ideias ou informações da fala, gestos, imagens, seja de forma direta ou através de meios técnicos;

4) Ação de utilizar meios tecnológicos (comunicação telefônica);

5) Mensagem, informação (a coisa que se comunica: anúncio, novidade, informação, aviso);

6) Comunicação de espaços (passagem de um lugar a outro), circulação, transporte de coisas. Vias de comunicação, artérias, estradas, vias fluviais;

7) Disciplina, saber, ciência ou grupo de ciências.

Segundo ele, os dicionários confirmam e contribuem para a dispersão do sentido. Convém concordar. E identifica que, dentre as opções, as 5, 6 e 7 estariam dissociadas da etimologia do termo, pois: "compartilhar, transmitir, anunciar, trocar, reunir, ligar (pôr em contato) são expressões, variantes ou usos figurados de um sentido primordial e mais geral que exprime 'relação'" (2015, p. 15-16).

| – Comunicação seria relação?

Que vontade de agarrar um **sim** agora!

Mas, eis: estamos no meio da encruzilhada, e talvez fosse melhor correr. Mas, não; miremos. O aprendiz sempre deseja que o resultado aprendido seja manifestado de imediato logo após a evocação, para o sábio, de seu desejo de aprender. O sábio, por força de seu ofício, só aplica metáforas. No fundo, ele sabe que a experiência de compreender envolve o sovar lento de uma inteligência natural. Tudo, rápido demais, pode levar ao superficial. Ou até ao artificial. Jean Baudrillard não perdeu a chance de registrar uma frase sobre essa nossa pressa *prêt-à-porter*: "A humanidade espera que a inteligência artificial a salve da sua estupidez natural". Polêmico!

Por via das dúvidas, devagar. Passo a passo, seguimos com Martino, e sua revelação sobre a etimologia e o surgimento do termo *comunicação*.

Do latim, *communicatio*, integraria três partes (Martino, 2015, p. 13):

> 1) raiz *munis*: estar encarregado de
> 2) prefixo *co*: expressa reunião, atividade realizada conjuntamente
> 3) terminação *tio*: ideia da atividade

Entendido?

– Pouco. Exemplos?

A circunstância na qual o vocábulo surgiu pela primeira vez permite complementar o sentido. Martino conta que emergiu da vida monástica do cristianismo antigo. Diante das exigências de contemplação e isolamento em nome do desejo de conhecer Deus, anacoretas viviam em solidão radical, e cenobitas em comunidade, nos conventos e mosteiros. E foi ali, neste lugar, que se forjou o uso do termo. Foi empregado para nomear a prática de "tomar a refeição da noite em comum": a ***communicatio***. Atenção aqui: não era sobre comer, mas **estar junto**. Assim, Martino revela a base que justificaria o conceito de comunicação em seus primórdios: "**romper o isolamento**". E comenta que o termo não havia surgido no seio de uma comunidade primitiva porque: "não se trata pois de relações sociais que naturalmente os homens desenvolvem, mas de certa prática, cuja novidade é dada pelo pano de fundo do isolamento" (MARTINO, 2015, p. 13).

– Sujeitos separados de Sujeitos? Não havia comunicação antes do século V?

Bem, enquanto vocábulo, ...

| – Não paro de pensar que ...

> Alguns sentidos importantes se encontram implicados nesse sentido original: 1) o termo comunicação não designa todo e qualquer tipo de relação, mas aquela onde haja elementos que se destacam de um fundo de isolamento 2) a intenção de romper o isolamento 3) a ideia de uma realização em comum (MARTINO, 2015, p. 13).

| – Por favor, e com todo respeito, Martino, pare. Estou pensan...

> Como vimos, no próprio sentido etimológico do termo já aparece a comunicação como produto de um encontro social, a comunicação designa um processo bem delimitado no tempo, mas ela não se confunde com a convivialidade (MARTINO, 2015, p. 14).

| – Espere! Tenho de refletir mais um pouco sobre...

> Desse modo, pode-se dizer que o termo comunicação não se aplica nem às propriedades ou ao modo de ser das coisas, nem exprime uma ação que reúne os membros de uma comunidade. Ele não designa nem o ser, nem a ação sobre a matéria, tampouco a práxis social, mas um tipo de relação intencional exercida sobre alguém (MARTINO, 2015, p. 14).

| – Misericórdia! Pare!

> Enfim, o significado de comunicação também pode ser expresso na simples decomposição do termo comum + ação, de onde o significado "ação em comum", desde que se tenha em conta que o "algo em comum" refere-se a um mesmo objeto de consciência e não a coisas materiais, ou à propriedade de coisas materiais. (...) Portanto, em sua acepção mais fundamental, o termo "comunicação" refere-se ao processo de compartilhar um mesmo objeto de consciência, ele exprime a relação entre consciências (MARTINO, 2015, p. 15).

| – Mal posso crer que a humanidade inventou uma palavra!

Imprevistos! Espreitam e dão bote, seja nas areias dos parquinhos ou nas celuloses dos clássicos.

| – Quer dizer que a humanidade inventou o **isolamento** para poder inventar a **comunicação**?

Surpreendente!

E a mente dispara:

– Isolamento: invenção? Comunicação: notícias de um lado para o outro? Talvez se proponha que o primeiro lugar do *ranking* das feridas da humanidade seja conferido à do isolamento, ao invés da mortalidade. A morte é real! O isolamento é ilusão! Quantos sofreram, sofrem e sofrerão, no mínimo uma vez por dia, de isolamento? De... Solidão! Será que se inventou o isolamento físico, para então criar o sentimento de solidão, tudo isso para passar a vida tentando suprí-la com algum tipo de comunicação?

SHHHH!

Leiamos Fernando Pessoa:

> O poeta é um fingidor
> Finge tão completamente
> que chega a fingir que é dor
> A dor que deveras sente.

| – Passatempos?!

Inventar e inventar-se pode ser mesmo fabuloso. Mais fabuloso, contudo, pode ser acreditar... em massa.

> Pois a realidade é apenas um conceito, ou um princípio, e por realidade quero dizer todo o sistema de valores conectados com

este princípio. O Real enquanto tal implica uma origem, um fim, um passado e um futuro, uma cadeia de causa e efeitos, uma continuidade de uma racionalidade. Não há real sem esses elementos, sem uma figuração objetiva do discurso (2001, p. 69).

– Martino?

Não, Jean Baudrillard. É uma partícula de seu "Ilusão Vital", no qual explora noções de Real, Ilusão, Hiper-real em outras invenções, tais como a da clonagem e da inteligência artificial. Martino ficou detido no sentido 5 de sua pesquisa em dicionários, para esclarecer uma das recorrentes sobreposições da definição de comunicação, aquela que a classifica enquanto mensagem. E exemplifica:

– *Um livro na estante não é comunicação, senão a partir do momento dessa interação. Digo relação. Um livro na estante é potencialmente comunicação.*

Detalhes: o livro é o meio, as palavras são os códigos, o suporte material é o papel e a tinta, e todos são elementos que compõem o processo comunicativo, mas que, por si só, não comunicariam. Isso porque o sentido etimológico de "informar" é, tão somente, "dar forma a", o que corresponderia apenas à elaboração de traços materiais, tais como marcas de tintas sobre papel, vibrações sonoras no ar, pontos luminosos na tela, a partir de códigos. Martino é conclusivo: para haver comunicação, é preciso haver **interação**: "através da informação chega-se a ter algo em comum, um mesmo objeto de consciência" (MARTINO, 2015, p. 16-18).

Mas há muita confusão entre informação (mensagem) e comunicação. Vários autores tentam dissolvê-la. Sociólogos como Dominique Wolton e Michel Maffesoli, ambos franceses, vivos, referências para o campo da Comunicação e presentes em Porto Alegre e no Brasil com frequência, garantem, respectivamente, que informar não é comunicar; e que não há diferença asséptica entre informação e comunicação. Complicado!

Enveredar na tarefa de desembaraçar os conceitos que inventamos pode consumir uma, duas, e, se nos distrairmos um pouco, mais de mil gerações. Isso se cria por conta de temas universais da humanidade, que não foram resolvidos em definitivo até agora. E o filósofo Jean-François Lyotard, ao analisar a condição pós-moderna, parece sugerir que nunca serão. Toda obra ficou, fica e ficará, em certa medida, aberta.

| – Diante do mistério, talvez fosse mais rápido render-se!

Por hora, ainda crentes que é possível domá-lo, que se multipliquem forças para suportar seus gracejos de imprevisto.

O mais importante a ser ressaltado da exploração acurada de Martino, é que ele parece indicar um ponto de partida, o de mensagem, para o percurso da comunicação. Nela estaria semeada a intenção de um encontro, que dispararia o tráfego das relações.

Talvez seja por isso que o autor também se concentre no sentido 6, no qual se associa comunicação a vias, artérias, estradas, ligando o termo ao sentido de transporte e como, sublinha, "transporte de coisas". Ele destaca que esse sentido não evocaria a etimologia e emprego do termo, embora isso não signifique, por sua vez, que estaria distante dele. É devido a ele que existe uma convergência entre comunicação e atividade econômica, presente de forma significativa na constituição do campo da Comunicação, elucida. E ressalta que, até hoje, cursos de Publicidade e Marketing estão associados às escolas de Comunicação.

Trata-se de um sentido que surgiu antes da fabricação do termo. Martino, ao aproximar esse significado de comunicação a alguns atributos conferidos ao deus Hermes, por exemplo, inspira a percepção de que em diferentes mitologias, tais como a egípcia, grega e romana, elas simbolizam, nas figuras dos deuses (ou arquétipos, como Carl Gustav Jung prefere denominar) Thot, Hermes e Mercúrio, uma demanda por **mediadores**. Eles seriam pontes (vias!) entre céu e terra, e entre a terra e a terra, passando pelos mares. *Grosso modo*, seriam responsáveis pelo alfabeto, pela escrita, oratória, pelos viajantes, pelas trocas comerciais. Exerceriam, cada um a seu tempo e versão, práticas do que poderia ser deduzido como incomum, inacessível, impossível: promover acesso, tradução e circulação do e com o longínquo, seja ele qual for.

Função que se parece, fosse o caso de aproximá-la aos modelos comunicacionais, com aquela clássica, do modelo analógico voltado aos meios de comunicação de massa (imprensa, rádio, TV), de uma comunicação de Um → Todos (um emissor para todos os receptores). O modelo da era digital, em tese, seria outro: Todos → Todos (todos podem emitir para todos). Conforme escreveu o pesquisador da cibercultura André Lemos ainda no início do século XXI, seria o modelo do rompimento do pólo da emissão. Mas a orientação histórica dos meios de comunicação é outra história, muito transitada, prescindível aqui. Dentre os elementos debatidos acerca de seus avanços, curioso é perceber que os modelos vêm e vão, mas a necessidade humana de mediadores dá sinais de perdurar, sejam eles deuses ou *influencers*.

Os Deuses da mitologia invocam uma comunicação de sentido 6 (de pontes), antes daquela outra descrita por Martino, a do termo, que precisou do contexto do isolamento para aparecer. E isso atiça a questão: Não sendo o isolamento, o que sustentaria o sentido 6?

– A busca pelo extraordinário?

Armindo Trevisan, ao escrever artigo recente, "Os jovens e a leitura" (2024a), – que poderia ser visto também como algo inabitual –, revela vestígios contundentes:

– *Jesus sabia ler e escrever.*

– Incrível!

Incrível mesmo vem agora:

– *Teria escrito uma única vez, com o dedo no chão.*

— Raro!

Trevisan indica que essas informações constam nos evangelhos de Marcos, Mateus e Lucas. Antes de tudo, é preciso estar atento às condições da época: chão, papiro e pergaminho eram os suportes materiais, e os livros surgiram 100 anos após o nascimento de Cristo. Isso poderia justificar a hipótese do extraordinário, do raro, para sustentar o sentido 6. Mas competências de letramento e oferta de suporte, embora significativas, parecem não ser capazes, *per se*, de tanto determinar. O autor fornece pistas adicionais em outro de seus artigos recentes, "Sobre a arte de escrever I" (2024b):

> (...) ninguém ignora que o ato de escrever visa a abordar uma das realidades mais essenciais do ser humano, a fala, do qual um autor nos oferece uma surpreendente reflexão poética: "– toda humanidade, com pequenas diferenças, ri, geme, chora do mesmo modo. O francês não chora em francês; o chinês não chora em chinês. Os sinais naturais não se diferenciam com a palavra, sinal essencialmente convencional, se diferenciou. É impossível pensar que o vocábulo 'outrossim' tenha origem em um grunhido" (TREVISAN, 2024, p. 3, citando CORÇÃO, 1963, p. 46).

— Abordar uma das realidades mais essenciais do humano? Algo tão... Comum?

A escrita era rara. Já a capacidade de fazer com que fossem abordadas "realidades essenciais do ser humano", seja pela fala ou escrita, talvez exigisse algo ainda mais raro: bons tradutores. Porque ler e escrever é técnico. Mas, ser capaz de precisar "realidades essenciais do humano" parece excepcional. Como desarmou o filósofo Martin Heidegger, em *A Questão da Técnica*, convém recordar: "a essência da técnica não é a técnica". A ação de tornar comum (técnica) a extraordinária essência humana (essência da técnica) poderia resguardar, para a comunicação de sentido 6, uma base que superaria a imediata suposição do raro, e poderia ceder lugar à do sublime.

É ainda Trevisan, ao compartilhar publicação "Vale a pena ler as *Confissões* de Santo Agostinho" (2024c), acrescida do empréstimo de seu exemplar pessoal, que oportuniza um desfecho para a questão:

> E buscava o meio de adquirir a força necessária para fruir de ti, e não a encontraria, enquanto não abraçasse o *mediador entre Deus e os homens, um homem, Cristo Jesus, que é, acima de tudo, Deus bendito pelos séculos*, que chama e diz: *eu sou o caminho, a verdade e a vida*, e mistura à carne o alimento que eu era fraco demais para receber, porque o *Verbo se fez carne*, para que tua sabedoria, pela qual tudo criaste, se tornasse leite para nossa infância (SANTO AGOSTINHO, 2017, p. 190).

– Jesus! Um mediador?

Isso está claro. Avante!

Há algo comunicacional que vai além, antes mesmo da base do isolamento do vocábulo *comunicação*. A busca pelo mediador (a ponte!) parece revelar uma realidade mais essencial do humano, seu apetite pelo:

Caminho, pela verdade e a vida.

– Um modelo primitivo, arquetipal, tríplice de comunicação humana!?

Alto lá! Para se afirmar algo assim, ou próximo disso, antes seria preciso: 1) renunciar à premissa do isolamento do termo *comunicação*; 2) recorrer à antropologia do imaginário para verificar se há alguma evidência possível.

– Complexo!

(*Bien, il faut essayer!*)

Certo. Comecemos pelo 2. Martino esteve atento ao rumo antropológico que poderia exceder do interesse semântico pelo termo comunicação, por isso escreveu:

> (...) a necessidade de ir ao encontro do estranho, estrangeiro, diferente (alteridade), para tentar entendê-los, pode ser um indício, através do desenvolvimento de uma instituição social (o comércio), do que talvez tenha sido a primeira tomada de consciência da separação entre uma prática natural e espontânea e uma atividade consciente e racional (pois orientada para fins) de gerar comunicação (MARTINO, 2015, p. 19).

– Ir ao encontro do estranho?

Pois é. Dessa antropologia referida acima parece mesmo emanar um princípio de isolamento, seguido de análise de seus fins. Mas a direção antropológica do imaginário, orientada por Gilbert Durand, partiria de outro ponto. E conduz a uma compreensão de cultura, tecida por relações do homem consigo, o outro e o mundo, sustentada por ele.

Sem demora: ele assume como base a reflexologia de Betcherev[4]. A partir disso, indica prevalência de realidades dinâmicas no humano, que seriam "metáforas de base", grandes "categorias vitais". Essas dinâmicas refletem gestos dominantes, "os mais primitivos conjuntos sensório-motores que constituem os sistemas de 'acomodações' mais originários" (DURAND, 2002, p. 48).

Seriam **três** as dominantes reflexas: **a postural, a digestiva e a copulativa.**

– O caminho. A verdade. A vida?

Eu me rendo!

---

[4] Wladimir Betcherev foi um psicólogo russo do início do século XIX autor de uma psicologia objetiva intitulada por ele Reflexologia. Ver: BETCHEREV, Wladimir. *La Psicología Objetiva*. Buenos Aires: Paidos, 1953.

– E parece desembocar naquela encruzilhada essencial sobre a qual escreveu Morin, onde convergem o biológico, o humano, o cultural e o social!

Parece. Mas, de-va-gar!

É importante rever a explicação sobre as três dominantes, eis a síntese:

> A "dominante postural" seria a "topologia da verticalidade", na qual considera a horizontalidade e a verticalidade percebidas de maneira especial pela criança. Sem tentar responder se é uma "verticalidade física" ou "intuitiva", pensa o ato de colocar uma criança em pé estimulador da inibição dos outros reflexos que ela possa ter, ou seja, a verticalidade passa a dominar. A dominante digestiva manifesta reflexos que, provocados por estímulos internos e externos ou simplesmente pela fome, apresentam sintomas da sucção labial e a orientação da cabeça. (...) O autor explica ser a dominante copulativa possuidora de rasas informações acerca do "animal humano", (...) mas salienta o caráter cíclico do acasalamento e os movimentos rítmicos próprios dos atos sexuais dos vertebrados superiores (TONIN, 2003, p. 18, citando Durand, 2002, p. 45-47).

As dominantes seriam estruturas dinâmicas. Moveriam o ser para cima, para baixo, para os lados, em círculos, em direção ao que lhe é inato e inerente. Ou seja: há uma vida que se move, por estruturas dinâmicas, na, para, pela e com a Vida. Ou ainda: um ser humano, recém saído do ventre, de forma reflexa, de fato, vive; aspira o ar e suga o leite. De imediato recria os códigos (linguagem) de contato consigo e com o outro (ar, leite), em substituição aos preexistentes (água, cordão), num ato *continuum* pela, para e com a sua vida. A vida atua nele, sem cessar, como uma *mater comunicadora*. E isso se dá à revelia do que possa querer, pensar e sentir. Assim, acontece mesmo uma relação de consciências, como sugere Martino, mas que aqui inclui inconsciências e se lança a partir de outra base, inevitável: o ato de viver.

| – Mas por que a Vida empurraria o ser para a dinâmica da vida?

Mistério!

Um praticante fiel do imaginário durandiano, que tenha destinado suficiente atenção ao *O Imaginário: Ensaio acerca das ciências e da filosofia da imagem*, e entendido causas e consequências do hiper-racionalismo no pensamento ocidental, poderia ser o primeiro a recomendar que não se cutucasse o Mistério. Mas também não seria algo grave se tentasse despistar um pouco a fome de revelação, uma vez que avistou dele um lampejo, ali nas *Confissões*. Repita-se: "para que tua sabedoria, pela qual tudo criaste, se tornasse leite para nossa infância" (SANTO AGOSTINHO, 2017, p. 190).

Meio disforme, a princípio, a comunicação parece atuar por força vital, que dinamiza contatos, relação, interação vital de forma voluntária e involuntária.

| – Então ela seria mesmo um efeito e ação, comum, de viver?

Certo é que soa bem diferente do significado anterior, no qual seria ato refletido e controlado para não se ficar tão só.

O item 1 sugeria a necessidade de renúncia da premissa de isolamento para se poder começar a pensar, por exemplo, numa hipótese de "modelo primitivo, arquetipal, tríplice de comunicação humana". Mas essa renúncia não será feita. Embora pudesse ser útil, este livro não se destina à desinvenção do isolamento.

| – Que fique como está!

Melhor assim, pois se trata de uma premissa amalgamada no termo e campo da Comunicação, que gerou sua história e legados desde a vida cristã nos mosteiros. Representa a visão instrumental da comunicação, das comunicações. E funciona!

E Martino contribui de forma significativa para compreender essa relevância, além de reforçar que esse entendimento foi renovado de forma vigorosa no século XVIII, por conta da Revolução Industrial. Com ela, identifica-se o "aparecimento do mercado, da dissociação do poder estatal do poder do clero, da explosão demográfica, da emergência do indivíduo moderno"; a "natureza das organizações coletivas" muda: desponta a Sociedade (*Gesellschaft*), declina a Comunidade (*Gemeinschaft*) (MARTINO, 2015, p. 23).

Então, com a devida educação, opta-se pela renúncia do termo. Parece fundamental empregar um novo vocábulo agora.

– Mas qual?

Algo menos popular, aberto a novos sentidos de base e de fins... Paulo Flávio Ledur, professor, autor e editor, ensina: "o sentido primário está nas palavras, mas a riqueza maior do significado encontra-se na relação que se estabelece entre elas e o contexto em que estão inseridas" (2022, p. 13). Sim, convém render-se aos "mistérios do significado" das palavras, e entender que os usos contribuem para seus sentidos. Mas também que é preciso zelar, sempre que possível, pelo essencial. É presumível que nenhum de seus estudantes seja capaz de pronunciar a palavra *bastante* sem travar, parar, e se autocorrigir após suas aulas. Porque, como insiste, *bastante* significa *suficiente*, e o uso corriqueiro a emprega em sentido quase oposto, de *muito*. Cabe revisar! Contudo, quando se trata de embarcar em avião, metrô, táxi, carro, que não são barcas, embora nos levem de cá para lá, rir é o bastante. Assim, renuncia-se a aumentar o número de sentidos da lista associada ao termo *comunicação*, porque, ao extremo, por conta de seu cerne na "lógica da disjunção", haveria risco de forçar a palavra a dizer o seu oposto.

– Que tal **Comunicologia**!

Perfeito!

– Passaria a designar: uma ação de contato, impulsionada por estruturas dinâmicas inatas, inerentes e também intencionais do humano, que conduziria o ser a si, ao outro e ao mundo para o caminho, verdade, e a vida, na encruzilhada essencial do biológico, humano, cultural e social!

DEVAGAAAAR!

Que fique claro: não se pretende "reinventar a roda" sobre comunicação humana. Tampouco forçar emprego e significado de um termo para, depois, acomodar-lhe fenômenos. Sequer virar malabarista de conceitos na encruzilhada. Não! O que se aspira é uma gestação paciente.

Talvez a comunicologia, com ímpeto adolescente, possa auxiliar a desenvolver uma visão de comunicação humana ainda não explorada no campo da Comunicação, e também em outros, pois receberia um "L" verde: classificação indicativa livre para todos os públicos.

– Gestação paciente de um... adolescente?

Sim! Porque antes que se atribua a este livro um posto de primeiro a propor o uso do termo *comunicologia*, confessa-se: não é!

Dois pesquisadores, notáveis, já o empregaram. Um deles é Vilém Flusser. Publicou, em 1996, o livro intitulado *Kommunikologie*, traduzido para o português e publicado no Brasil em 2015, sob o título *Comunicologia: reflexões sobre o futuro*.

O livro é póstumo.

Nascido em Praga, professor de Filosofia da USP na década de 60, Flusser foi convidado, em 1991, para ministrar conferências na Universidade do Ruhr, em Bochum, Alemanha.

– *"Bater as botas" não era apenas algo iminente (...), e ele haveria chamado de "partir dessa vida" não apenas o que estava para lhe acontecer, mas também o que o movera a aceitar o convite.*

– Teria Flusser previsto sua morte, e dito a ela... Sim?

Que não se cutuque o Mistério!

Mas Friedrich A. Kittler, no prefácio do livro, sugeriu que Flusser anteviu seu fim, ocorrido naquele mesmo ano, por conta de um acidente de carro, numa das idas e vindas das conferências, aos 71 anos de idade. E disse mais, que ele teria pedido para tomar nota de suas conferências, visando a publicação futura (Kittler, 2015, p. 12).
O livro é resultado disso.

A atenção de Flusser se dirigia, sobremaneira, para promover uma crítica da cultura face às novas mídias. Assim, ao longo do livro que, elogia-se, desliza por linguagem sedutora, Flusser dedica quase todo seu tempo à exposição minuciosa de sua... crítica da cultura face às novas mídias! Assim, a Comunicologia aparece em alguns raros parágrafos, que bastam.

Segundo Michael Hanke, em artigo publicado no XXVI Congresso Brasileiro de Ciências da Comunicação, "o raciocínio" de Flusser seria este:

> Se podemos, entre as várias ciências, encontrar uma sociologia, psicologia, biologia e tecnologia, porque não existe uma "comunicologia", teoria e ciência da comunicação? A comunicação como objeto científico, especialmente na época da revolução midiática, deve ou pode ser considerada menos importante do que as outras áreas? Não merece uma ciência própria? (KANKE, 2003, p. 60).

– Teoria!

Seria uma Comunicologia que, e por ocasião do sufixo *logia*, orientaria para um reconhecimento da Comunicação como ciência, pois ela, enquanto campo, não se assume como tal. É um debate à parte, fruto do emaranhado entre multidisciplinaridade e encruzilhada, que absolvemos aqui. Em seu livro póstumo, Flusser assume:

> É dever intelectual definir os termos que usa. Por isso defino da seguinte forma: comunicologia é a teoria da comunicação humana,

aquele processo graças ao qual as informações adquiridas são armazenadas, processadas e transmitidas (FLUSSER, 2015, p. 45).

– Teoria mesmo!

Exato. Mas a aura virginal da palavra *comunicologia* ainda permite renúncias, ou manifestos, desde já:

1) não se fará preponderar visão instrumental da comunicação vinculada à comunicação humana;
2) suprime-se a intenção de fazer teoria, pois o objetivo, despertado nas areias do parquinho, é o de praticar boas, e quem sabe melhores interações humanas, por vias seguras que evitem, ao máximo, congestionamentos e acidentes. A customização do termo partiria de práticas de processos, e não de teorias dos processos. E, caso isso venha a se cristalizar em teoria, que seja *a posteriori*, assentado na vida, ao invés de *a priori*, manobrado em teclas.

Mas Flusser, por suas próprias palavras pronunciadas nas conferências, revela que "seu raciocínio" ia muito além:

> Aqui e agora é o momento para explicar-lhes o verdadeiro motivo de meu esforço ao aceitar o convite. Há muitos anos sou da opinião, quase da convicção, de que o estudo do fenômeno ao mesmo tempo misterioso e fascinante da comunicação humana é uma área que, por causa de uma separação funesta, as chamadas ciências exatas e as outras se sobrepõem. (...) **A que pertence o ser humano como área de pesquisa?** (...) Desde o colapso do humanismo, e por isso desde o colapso do iluminismo, resumidamente, desde Auschwitz e Hiroshima, não temos mais uma imagem do humano. (...) Talvez possamos chegar a uma **nova imagem do ser humano** na área da pesquisa da comunicação humana. Se conseguirmos isso, teremos superado a separação entre áreas do conhecimento exatas e maleáveis. Talvez a comunicação humana não seja, como disse a princípio, uma área na

> qual as ciências da natureza e da cultura se sobreponham, mas, ao contrário, aquela área onde essas disciplinas do conhecimento irradiam (FLUSSER, 2015, p. 33, destaque nosso).

Flusser ansiava por uma nova imagem do humano! E acreditava que isso poderia se dar a partir do "fenômeno ao mesmo tempo misterioso e fascinante da comunicação humana". Lutava pelo fim da lógica da disjunção entre natureza e cultura, embora ela o vencesse em vários trechos. Não se pretende cometer o crime de distorcer, a ponto de torná-las contrárias, as palavras do autor. Mas nada impede a deriva num rompante imaginativo extremo, no qual Flusser estaria em marcha pela defesa do fim da lógica da disjunção entre os seres humanos e que, houvesse mais tempo, chegaria ao ponto de desinventar o isolamento.

– Voltaaaa!

Gloriosa é a última frase da citação. Ela se refere à comunicação humana como área da qual irradiam disciplinas. Eis uma seta que indica caminho para o canteirinho redondo e florido no centro da encruzilhada. Ou, uma vez que "sempre teremos Paris", para um majestoso Arco do Triunfo.

Antes de passar ao segundo teórico que empregou o termo comunicologia, há algo ainda mais essencial em Flusser, agarrado integralmente à perspectiva de uma prática comunicológica: a questão da cultura. Quando cumpria seu papel de intelectual, definindo o termo, seguiu assim:

> A cultura é aquele dispositivo graças ao qual as informações adquiridas são armazenadas para que possam ser acessadas. Tomara que vocês tenham percebido imediatamente a malícia. Defini cultura de tal forma que a comunicologia se torna responsável por ela (FLUSSER, 2015, p. 45).

Logo na página seguinte, determinou-se: "Eu assumo a estrutura da comunicação como infraestrutura da cultura e da sociedade".

– Eu também assumo!

Nós! E Durand também parece assumir isso, por outras vias, ao demonstrar que há uma dinâmica estrutural, ou estrutura dinâmica, localizada a uma rua após a do Mistério, que cria a vida. E, por consequência: cria cultura e sociedade. Por isso, aprimorar ao máximo as interações de base, humano-humano, e para melhor, potencializaria, também para seu melhor, a cultura e sociedade.

– É hora de inverter o enfoque e começar a estudar a comunicação como fenômeno em si, de fundar uma comunicologia com objeto próprio e respeitabilidade de um saber à mesma altura que os demais já estabelecidos.

Isso foi o que o segundo teórico, Ciro Marcondes Filho, escreveu em *Comunicologia ou Mediologia? A fundação de um campo científico da comunicação*, publicado em 2018. Sociólogo, jornalista, professor titular da Escola de Comunicação e Artes ECA-USP, faleceu em 2020, após se dedicar a produzir vasta obra para o campo da Comunicação. É atribuída a ele a criação da nomeada "Nova Teoria da Comunicação". Em seu livro o termo *comunicologia* aparece duas vezes: uma, no título e outra na citação compartilhada. Pelo visto sua interpretação do termo seria similar à de Flusser, no sentido de buscar legitimar uma ciência da comunicação. Diferente de Flusser, escreveu diversos livros que exploram, teoricamente, aspectos da comunicação humana que destronam, em parte, a visão instrumental:

> Comunicação é algo que ocorre entre as pessoas. Não é nada material, não é um esquema de caixinhas ligadas por fio, não é uma coisa que eu transmito, repasso, que eu desloco ao outro, como se eu pudesse abrir sua cabeça e pôr lá dentro minhas ideias, princípios, informações, seja o que for. Nada disso. Comunicação é uma relação entre pessoas, um certo tipo de ocorrência em que se cria uma situação favorável à recepção do novo (MARCONDES FILHO, 2008, p. 8).

– Em parte?

Sim. Porque sua obra é plena de trechos contundentes, pertinentes, belos até, mas é assíduo, de forma explícita ou fantasmagórica, o princípio do isolamento como fio condutor. E a pretensão da comunicologia reavivada seria a de desligar esse motor de abismo entre as pessoas.

– Alto lá! Queres vir a ser acusada de ser a mãe do novo uso do termo *comunicologia*, por empreendedorismo proposital, fabricando mito de origem de dois pais fundadores?

Ai!

Antonio Machado, socorro!

> Tudo passa e tudo fica
> porém o nosso é passar
> passar fazendo caminhos
> caminhos sobre o mar
>
> Nunca persegui a glória
> nem deixar na memória
> dos homens minha canção
> **eu amo os mundos sutis**
> **leves e gentis**
> como bolhas de sabão (...)
>
> Caminhante, são tuas pegadas
> o caminho e nada mais;
> caminhante, não há caminho,
> se faz caminho ao andar (...)
>
> Caminhante, não há caminho
> senão marcas no mar...
>
> *Cantares*, tradução de Maria Teresa Almeida Pina

É apenas caminho, dentre outros, para o que se quer praticar. Uma tentativa que se encoraja a convidar a "aridez humana" para conhecer o mar. Roberto B. Graña, em fragmento de *A Carne e a Escrita: um estudo crítico e psicanalítico sobre Graciliano Ramos*, oferece palavras que podem melhor explicar:

> (...) este persistente esforço subjetivante evidencia-se em Graciliano no movimento tenso dos personagens, ficcionais ou autobiográficos, encerrados num contexto ornamental de máxima "aridez humana" em que se veem constrangidos pelos insustentáveis e obstinados vínculos que estabelecem com o semelhante, buscando exaustivamente diferenciarem-se, ao modo de um caminhar em direção a autoconsciência, ansiando pela plena expressão simbólico/espiritual e pela universalização/reconhecimento (...) (2022, p. 55).

Para esta Comunicologia, o ser não seria um saco vazio isolado num canto qualquer, esvoaçando para dar conta de sua existência. Já destacou a Sociologia da Infância, o **sujeito é inteiro no presente**. E arremata a Comunicologia: porque está **vivo**! A premissa de base é a da força vital, da dinâmica estrutural própria da vida, na qual todo ser humano está, sempre, embebido. E a antropologia do imaginário de Durand, a partir do conceito de "polimorfia social" de Lévi-Strauss, confirma esse novo estado de ser, desde as infâncias, duplamente (2002, p. 46):

> – *Cada criança traz ao nascer a integralidade dos meios que a humanidade dispõe desde toda a eternidade para definir suas relações com o mundo.*

Assim, assume-se 1) o princípio de inteireza, de integralidade, em toda e qualquer pessoa, desde a infância, 2) como ponto de partida para o tráfego das interações. E o sonho de qualificar as interações, ao máximo possível, a partir de uma uma comunicologia aplicada, pode demandar renovações de atitudes de "um-para-com--o-outro", porque "quem está diante de mim nunca pode ser meu objeto", pois eu "tenho algo a ver com ele", em palavras de Martin Buber (1977).

É por isso que se vai promover uma introdução à obra de Catherine Dolto como ponto de partida. Dolto, mãe e filha, reconhecem a força das interações, sobretudo do código, da linguagem, como estrutura para viver e o melhor viver. Suas obras conservam registros de longa atuação diária em interações com crianças e adultos.

| – Mas por que obra de Dolto e não outra?

Premissas. Françoise Dolto, a mãe, desde a década de 30 do século XX, entoava:

| – *O bebê é um sujeito, não um tubo digestivo!*

O corre-corre disparado por essa "emissão de parquinho", repetidas vezes dita na *Radio France Inter* nos anos 70, sequer Schramm poderia imaginar.

DOLTO: MÃE E FILHA NUM LEGADO COMUNICOLÓGICO

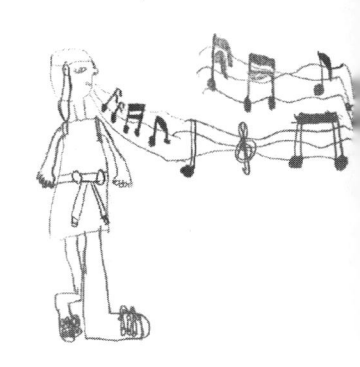

— *Mas de onde vinha a determinação e a audácia militante de Françoise Dolto de dizer que o bebê era um sujeito?*

Yves Roumaion, psiquiatra, no documentário *Françoise Dolto: Tu as choisi de naître*, parte I (Tu escolheste nascer)[5], dirigido por Arnaud de Mézamat e Elizabeth Coronel, lançado em 1994, primeiro de três filmes sobre vida e obra de Françoise Dolto, lança a questão.

— *Começa com Françoise Marette, foi no seu nascimento, e sobretudo no início de sua vida.*

Responde.

O olhar de Dolto não era exclusivo para os bebês. Mas sua experiência de vida solidificou a convicção da existência de uma **relação comunicacional profunda, direta e explícita entre bebês e adultos**, e de sua influência na somatização. Ela soube espontaneamente, desde muito cedo, algo fundamental no que tange às **interações**.

— *Desde muito cedo, quando?*

Existem diversas publicações no Brasil que narram aspectos furtivos da trajetória de Dolto, com acento em sua proposta psicanalítica,

---

[5] O Canal do Autoconhecimento (Rosemeire Zago). *Tu escolheste nascer* – Françoise Dolto. Trecho disponível em: https://youtu.be/IGOgmrhzSiY?list=PL5GJRIiOjSW6N-nbUYy-Vg_yvWs_0Uje34

pois ela desenvolveu sua teoria, da "imagem inconsciente do corpo", tornando-se, também, teórica da psicanálise. Sua autenticidade a conduziu à produção de vasta obra, com mais de trinta livros publicados, traduzidos em vários países, em torno de 20 no Brasil. Todos são frutos de sua história, formação, numerosos estágios em diferentes hospitais, atendimentos em consultório por décadas, programas de rádio, convivência com célebres psicanalistas. Um percurso bem documentado, facilmente localizável em língua portuguesa, para leitura imediata, pela Internet. Aqui, ao invés de coletar, triar, listar e mostrar tudo aquilo que já pode ser visto em poucos cliques sobre sua vida profissional, o desejo é outro: é de vê-la, mais viva, na pele de Françoise Marette, antes de se tornar Dolto, pois aquela, ao que tudo indica, é sua fonte original.

| – Vê-la?

Sim, porque: 1) ver, olhar, para a própria Françoise, vai além de uma percepção visual: "ver é um termo simbólico para representar a compreensão daquilo que se passa no entorno da existência de um corpo, no tempo e espaço, transposto na palavra"[6]; 2) há uma série de filmes e entrevistas sobre Dolto, em que é possível vê-la, ouví-la, sentí-la, falando sobre si, contando sua história. Os formatos variam desde o audiovisual (e diversos estão disponíveis no *Youtube*, inteiros, ou por partes, e alguns contemplam legendas em português) até livrinhos, matérias, sobretudo ainda sem tradução.

É possível dizer que sua obra parece percorrer duas pistas simultâneas: uma, que abastece especialistas do campo da psicanálise; e outra, que se dirige aos seres comuns do dia a dia, sobre a "arte cotidiana de viver", com acento na comunicação a partir das interações com as crianças.

| – Estão bem separadas?

---

[6] Entretien dans "Les chemins de la connaissance" avec Karine Berriot sur France culture (1975) (Artesquieu) – *Les yeux fertiles* – Françoise Dolto. Trecho disponível em: https://youtu.be/kg-WTc6Wrpk?list=PL5GJRIiOjSW6NnbUYy-Vg_yvWs_0Uje34

Sim e não. A lógica da disjunção, como já vimos, é uma ilusão de organização da existência pela estratégia de separatividade. É uma heresia fragmentar Françoise Dolto! Mas, mesmo ciente da impossibilidade de separá-la, de esterilizar suas dimensões, optamos pelo pecado consciente de tentar lançar luz sobre alguns pontos comumente pouco destacados, em detrimento de outros. Parte de suas obras são tecidas pela exploração de técnicas analíticas e casos clínicos, outras pela sua atuação pedagógica e comunicacional genuína, ambas atravessadas por outras produções, que tentam recriar sua narrativa biográfica, pinçando fatos aqui e acolá.

| – Jesus! Escolheste este caminho de pecado em nome do quê?!

Do apetite aberto pelo curioso despertar precoce de Dolto. Do salivar pelo reconhecimento de seu saber, que nasceu bem cedo, e para o qual ela apenas precisava estar viva. Pedagogia da Comunicação, voltada para uma "educação para a vida", parecem ter nascido com ela, nítidos. Enquanto Flusser decretava que a estrutura da comunicação é a infraestrutura da cultura e da sociedade, podemos pensar que, para Dolto, a estrutura da comunicação parece ter sido sempre a infraestrutura da vida, de uma constante dinâmica do "sujeito ao social". E ela compreendeu isso bem bem cedo, sozinha.

| – Mas cedo quando, e como?

Seus estudos parecem apenas fornecer tipos específicos de recursos operacionais complementares à sua epifania, como se a medicina e a psicanálise fossem uma espécie de "metodologia" para aquilo que ela já sabia, e sempre soube, convicta. Emanou dela uma genialidade autêntica e espontânea, manifestada bem antes de sua formação, que a transcendeu. Desde muito muito cedo mesmo, foi visionária de descobertas apenas recentemente "comprovadas", via narrativa científica, sobretudo pelos domínios da Neurociência e da Ciência da Afetividade (*Haptonomie*), esta última ainda pouco compreendida e traduzida no Brasil. Parecia saber por instinto e intuição.

– Como é possível alguém já saber de algo, mesmo muito antes de estudar, e escolher um campo ou outro para que seja convertido pela razão?

Que não se queira apalpar o Mistério! Tentemos sanar a fome de revelação com um aperitivo de tudo aquilo que ela revelou sobre si, garimpando publicações tangenciais[7] ao legado psicanalítico.

– O que queres provar com isso?

Provar, no sentido de gerar provas, nada. Já no sentido de experimentar, o auto convite é para a aventura de tentar acessar a universalidade de um saber comunicacional fundante que, em princípio, não dependeria, exclusivamente, de cursos superiores para emergir, tampouco da exigência de ser um especialista em psicanálise para compreender.

– Loucura! Queres abrir mão da quase totalidade da obra de uma das mulheres mais revolucionárias para insinuar que, no fundo, ninguém precisaria estudar formalmente e se especializar para saber algo?

Nossa senhora! Logo eu? Jamais recomendaria a alguém que deixasse de ler, de estudar, de realizar uma formação, de aprimorar o uso de sua razão. Jamais! Também nunca reduziria o *premier regard* comunicológico à obra de Dolto a um objetivo de superfície: o de identificar e oferecer dicas práticas de pedagogia da comunicação com crianças, levada por um "espírito manualesco". Não! Embora sim, um compêndio de dicas pode vir a ser um resultado futuro, reservado para o momento em que o objetivo do olhar estiver além do propósito de pousar, de forma introdutória, num legado.

---

[7] As referências são diversas, plurais e disponíveis em muitos formatos. As traduções do francês, sempre que necessárias, foram feitas pela autora deste livro. Foi oferecida, simultaneamente, a versão na língua original. Para o caso dos audiovisuais em francês, contudo, operou-se com tradução direta, seguida de indicação de *link*s de acesso para a versão original, ou trechos.

| – Então vais oferecer um sobrevoo rasante?

Tomara que não! O que a palavra **introdução** aciona neste livro, somada à operação de deixar em suspenso, por hora, as referências à produção psicanalítica de Dolto, e lembrando Ledur, que insiste na associação de cada palavra ao seu contexto de uso, seria o **desejo de mirar a gênese**. Esse desejo nasce de uma pergunta inquieta: aquilo que está na gênese, acessível em profundo saber, desde muito-muito-muito cedo, não seria o "conhecimento comum" da vida, que todos também já sabemos, mas que precisamos apenas ser relembrados de saber?

| – Pergunta simples! Por que te inquieta?

Porque parece que amputamos, e separamos, e acreditamos que não funciona mais, uma parte de nós que simplesmente sabe, intrínseca e misteriosa. Gilbert Durand, em sua versão da história do iconoclasmo ocidental, fornece pistas das sucessivas mutilações do espírito, da subjetividade, do "imaginário" como fontes, ou referências, para que algo pudesse ser considerado uma "verdade". Cientificismo e tecnicismo ganharam prioridade no campo de proposição de verdades. Mas Dolto, ela mesma, parece ser uma prova contundente de que há, em toda verdade, que pode e deve ser, até certa medida, cientificizada e tecnicizada, uma anterioridade substancial. Não?

A revolução doltoniana parece começar por aí, quando assume saber o que já sabia, desde bem cedo mesmo, servindo-se do estudo posterior para sua confirmação.

| – *La pensée de Françoise Dolto trouve effectivement sa source dans deux expériences traumatiques de son enfance.*

Catherine Dolto, sua filha, em entrevista *Catherine Dolto: au nom de la mère*[8], declara isso, que "o pensamento de Françoise Dolto

---

[8] ESCHAPASSE, Baudouin. *Catherine Dolto*: au nom de la mère. Le Point. 26/10/2020. Disponível em: https://www.lepoint.fr/culture/catherine-dolto-au-nom-de-la-mere-26-10-2020-2398109_3.php#11

encontrou efetivamente sua fonte em duas experiências traumáticas de sua infância".

– Mas, afinal de contas, este livro não seria sobre a apresentação da obra dela mesma, da Catherine?

E é! Mas se trata da "introdução da introdução da introdução", gestada, aos poucos, no percurso da vida de sua mãe, sobretudo **existencial e comunicacional**, marcas profundas do que se pode chamar, de imediato, de um legado doltoniano comunicológico, que começamos a tatear.

Por acaso não te chama a atenção a resposta à tua ansiedade para ouvir, de pronto, quando foi o tal do cedo de Dolto, dada pela sua própria filha, que disse, com todas as letras: **foi na infância**?

– Confesso que fiquei mais curiosa para saber quais foram as duas experiências traumáticas. Conta!

Devagar. Por acaso não te chama a atenção, também, o fato de que "O Caso Dolto" parece confirmar mesmo que uma criança, desde sua infância, pode vir a saber, integralmente, de uma sabedoria diante da qual a ciência e a técnica apenas se colocariam a serviço?

– Parece! E pensando agora nas "podas" sucessivas, e na consideração de que talvez seja prioritário mesmo tentar buscar uma "nova imagem do humano", a criança não seria, ela mesma, o único ser que estaria, de fato, e sempre, **sujeito, inteiro, no presente**?

Parece! Talvez tenha sido o que Lévi-Strauss quis dizer quando escreveu sobre a "polimorfia social": "Cada criança traz ao nascer a integralidade dos meios que a humanidade dispõe desde toda a eternidade..." Extravagante é perceber que olhamos para elas às avessas.

– Então quer dizer que seriam as experiências traumáticas da infância os catalisadores do acesso a essa integralidade?

Não. Basta a infância.

A infância de Dolto, nascida em 6 de novembro de 1908 no *16ème* arrondissement de Paris, quarta de sete irmãos, do seio de uma família burguesa, cristã e monarquista, parece ter sido completa para ela. Desenhou-se em experiências relacionais bem e mal sucedidas – privilégio de todos nós humanos –, em reflexões proto-transcendentes – devido à vida espiritual ativa –, em sonhos "futuristas"... Então, ao invés de descobrirmos exclusividade nas experiências traumáticas de Françoise, avistamos um arco-íris em sua infância, e dele colhemos *flashs* de chaves biográficas policromáticas. Assim se espera encontrar algumas marcas de nascença do seu despertar pioneiro para a **dimensão comunicacional nas interações com as crianças**, ainda que a própria comunicação não tenha se tornado sua área formal de atuação.

> *– No tempo da minha infância, eu ouvia na Igreja os textos dos Evangelhos, – ou os lia – como passagens de uma história, a de Jesus e do mundo de seu tempo e de lugares ensolarados. "Tudo isso tinha acontecido 'antigamente'", como diziam as pessoas mais velhas da minha família quando falavam de sua infância. Aquilo, no entanto, acontecera ainda antes, o que me fazia sonhar. Depois, as imagens, os quadros vieram provar que este era o **sonho de toda a gente** e que **cada um deixava neles representado o seu modo próprio de sonhar**. Eu mesma, porém, não percebia a relação entre essas narrativas e a vida em minha volta e em mim das pessoas, as da hierarquia da Igreja, ou dos "fiéis", como se costumava dizer. Depois cresci, sofri, fui analisada, tornei-me médica e psicanalista. Os textos sagrados de nossa civilização heleno-judaico-cristã pareciam-me cada vez mais importantes (...) Cada vez mais me certifico que o que descobrimos a respeito do ser humano esses textos já veiculavam e deixavam entender (Dolto; Sévérin, 2010, p. 7-8).*

É singular a forma pela qual Françoise faz referência à sua relação com a vida espiritual. Parece ser, essa vida mesma, uma anterioridade: "**depois cresci**".

– Um espírito antes de um corpo?

Tecido junto. Ela teve contato com "**o sonho de toda a gente**", com o fato de que "**cada um deixa nele representado o seu modo próprio de sonhar**", através dos textos dos Evangelhos, como se fossem um acesso a uma fonte primordial, que a encantava e a fazia sonhar, e assim passava a compreender a vida, **arquetipicamente**.

Gérard Séverin, com quem ela dividiu a autoria do livro onde consta esta referência, intitulado *Os Evangelhos Segundo a Psicanálise*, iniciou o diálogo com ela sobre esses textos, perguntando, justamente, por quais motivos assumiu publicamente algo raro: que uma psicanalista seguia uma vida espiritual, e cristã.

Ela comenta que, adulta, foi provocada pelos textos novamente, e percebeu: quanto mais ganhava experiência de vida e de clínica, mais eles faziam sentido. Contudo, confessa que seu modo de leitura fazia com que se sentisse uma "bárbara" entre cristãos instruídos. Conta que, durante um jantar, quando passaram a conversar sobre a *Parábola do Bom Samaritano* e sua "ilustração do 'próximo', por meio do qual Jesus nos ensina a quem amar", lançou que:

> – *Para mim não se tratava de uma moral, isto é, de atos voluntária e conscientemente engajados, mas de uma* **escola do desejo inconsciente** *que se deveria abrigar. (...) O texto da parábola não me parecia, de modo algum, em concordância com a dita moral cristã que dele se retirava, e sim revelador de uma* **dinâmica inconsciente de solidariedade entre criaturas humanas que se desconhecem**, *como* **dinâmica de coesão interna revelada a cada um de nós**. *A mim, parecia que essa lição nos falava de uma* **articulação quase sagrada entre o amor e a liberdade** *quando se trata de uma relação entre indivíduos, e entre o sentimento de liberdade e o de amar no que se refere a cada um de nós, em nossa* **estrutura psíquica de sujeito que deseja** *(Dolto; Séverin, 2010, p. 9).*

Para Françoise, os Evangelhos simbolizavam um "psicodrama", pois mobilizam o "desejo inconsciente" para a "ultrapassagem de todos os processos conscientes". Jesus, para ela, não era uma moral, mas um **mestre do desejo**, que "nos seduz".

– Que extravagante!

E ela parece ter identificado ali o desejo inconsciente por um "sangue invisível da afeição" entre humanos, desconhecidos, possivelmente do mesmo tipo daquele que circulou pela imaginação do nosso célebre poeta gaúcho, quando elogiou a amizade que nasce entre os conhecidos:

Singelo elogio à Amizade

Amigo(a), não importa quem tu sejas!
Poder usar contigo a palavra
que sempre foi usada, e através
de sua sonoridade, assegurar-te
que tens em mim apoio e afeição,
quase igual, ou igual ao que tu tens
quando, em silêncio, dizes a ti mesmo:
"*Querido irmão*" – por existir em ti
e em outro o mesmo sangue! Oh, reflete
que agora, em ti, possuis uma réplica:
o sangue invisível da afeição.

Amigo(a), não importa quem tu sejas!

Saber que a liberdade é quem te honra
em seu reduto, ao te vincular
numa rede de estímulos, à vida;
saber que, sem cobiça do que és,
completas minha vida familiar,
como os rios que despejam água ao mar,
sem deixarem de ter seus afluentes
e suas irrigações sob suas pontes...

> Amigo(a), não importa quem tu sejas!
>
> Graças a ti, sou muito mais humano!
> Graças a ti, cultivo até um sonho,
> o de chegar ao cume da Amizade,
> onde, parece que a felicidade,
> às vezes, chega a substituir o amor...
> Oh não! Que a Vida nos dê a fruição
> de saborearmos ambas, na alegria
> de chegarmos aonde ela pretendia.
>
> *Armindo Trevisan, 2023*[9]

| – Então Dolto sonhava com um piquenique da humanidade?

Dolto transcendia a si mesma. Ela sabia que o **desejo** pelo "sangue invisível da afeição" era da ordem do **sonho que toda a gente**, no fundo, e bem escondido, **sonha**. A leitura dos evangelhos, declara, supera a busca racional pelos seus significados. A narrativa, as palavras, para ela, provocam "comoção na consciência" e "ondas de comoção no inconsciente", resultando em "alegria e desejo de conhecer cada vez mais o Reino de Deus" (2010, p. 9). Foi uma chave para uma direção transcendente, que conecta o humano ao seu além, concebida na sua **infância primordial**, "antes mesmo de crescer". Assim, para a comunicologia nascente, podemos assumir também o desejo como motor do humano, como fonte de energia nuclear que impulsiona as dominantes adotadas por Durand, e tudo mais que leva a humanidade rumo a um além: **ao caminho, à verdade e à vida**.

| – Mas por que a comunicologia assume esse desejo de além?

Por sentido de direção. O **desejo** pela **fonte**, que pode se agarrar à seta de alguma **ponte**, já estava simbolizado em *Thoth, Hermes,*

---

[9] Poema inédito, cedido para a autora.

Mercúrio, os arquétipos de uma comunicação anterior à própria Comunicação enquanto palavra, instrumento e campo. Esse desejo expõe a sede (a falta) que impulsiona o ser para a busca por "religação", pela "comunicação original" (a totalidade). E René Latourelle e Rino Fisichella, quando apresentam, no *Dicionário de Teologia Fundamental*, o significado do verbete *Comunicação*, consideram que, em termos de ponte, foi Cristo o arquétipo ideal, ou, como escrevem, "o comunicador perfeito":

> – *Cristo, imagem e palavra do Deus invisível, recolhe em si mesmo o dinamismo da imagem e da palavra e os reforça em sua auto--afirmação de Deus e do homem que, incidindo sobre a realidade humana, a altera em sua estrutura básica, transformando-a de uma humanidade decaída numa humanidade salva (1994, p. 139-140).*

Complementam que, na dinâmica em busca de uma "humanidade salva", simbolizada por Cristo, que seria, nas palavras psicanalíticas de Dolto, a dinâmica do "desejo inconsciente para a ultrapassagem de todos os processos conscientes", a palavra, enquanto símbolo da comunicação, não se limitaria a colocar os homens em relação entre si. O desejo da própria comunicação seria o de aprofundar tais relações em relações de aliança e união. Assim, a comunicologia assume o **desejo de ir além** como estopim para a estrutura dinâmica fundamental da vida humana, consciente e inconscientemente. Porque toda encruzilhada implica um desejo de **destino**. Françoise, ao que tudo indica, parece representar, **no seu modo próprio de sonhar** esse **sonho de toda gente**, que atua como uma matriz que ativa suas próprias dominantes, seus modos de pensar, sentir e agir.

Mas nada disso fez evitar que ela fosse, também, uma simples bebê. Nasceu e logo foi encaminhada aos cuidados de uma babá irlandesa. Entre elas se estabeleceu um vínculo profundo "a ponto de os pais terem de pronunciar palavras em inglês para obter um sorriso de Françoise".[10] Do alto do amor pelo próximo-desconhecido, degusta também o amor pelo humano-muito-próximo.

Mas a jovem cuidadora levava uma vida dupla. No mesmo expediente. Carregando a bebê Dolto consigo, saía durante as tardes para se instalar num bordel, no qual se prostituía e consumia cocaína: "Françoise foi amada loucamente por essa jovem, mas, aos oito meses, os pais descobrem, e mandam a jovem embora".[11]

Foi uma separação brutal para Françoise. De imediato manifestou uma broncopneumonia dupla, que se agravou. Salvou-se pelo ato sensível de sua mãe, de colocá-la junto de si, colada, por cerca de 48h ininterruptas.

Françoise conta que o fato foi tão marcante para a família que todos, "magicamente", esqueceram-se do nome, sobrenome e nem mesmo tiveram qualquer outra notícia da babá depois de então.

Nos anos seguintes, viveu a infância de uma criança de sua época. Enquanto a pequena Françoise Marrette crescia para vir a se tornar a grande Françoise Dolto, casando-se, em 7 de fevereiro de 1942, com Boris Dolto (considerado o pai da massofisioterapia moderna), e conquistando fama progressiva, estava ocupada pela sua própria personalidade e pela sua relação com sua mãe, Suzane Marette, nascida em 4 de outubro de 1879.

Além da convivência diária, elas trocaram correspondências por quase cinquenta anos, de 1913 a 1962. Algumas delas podem ser lidas em *Françoise Dolto – Mère et fille: une correspondance*, publicado pela Mercure de France em 2008. Elas eram muito próximas.

— *Minha pobre Vavá.*

---

[10] CORONEL, Elisabeth, MEZAMAT, Arnaud de. *Françoise Dolto* – II Parler vrai. Trecho disponível em: @bediaju – https://youtu.be/_EOKl4tApR4?list=PL5GJRIiO-jSW6NnbUYy-Vg_yvWs_0Uje34

[11] idem.

Eu também chorei por saber que tu ainda estavas chorando, e Papai chorou de me ver chorar e nós nos desesperamos tanto que a empregada subiu e começou a chorar por nos ver chorar, então toda a casa chorou. Por isso, rogo-te, não chores mais. (Suzane Marette – SM, setembro de 1915)

– Minha querida mamãe.

Eu me comportei nesta manhã e não chorei mais também. Eu me comprometi a não mais chorar para que tu não chores mais, nem o papai, nem a empregada (Françoise Dolto, FD, setembro de 1915).

Diálogo fragmentado de cartinhas escritas aos sete anos de idade[12], durante o período em que estava de férias sem os pais, mas com outros familiares, na cidade de *Deauville*, França. Há, sem dúvidas, amor familiar, ternura, preocupação, estar junto, mas esse *bonheur en famille* (felicidade em família), vive em meio a lágrimas de conflitos entre mãe e filha que, até os 24 anos, tumultuaram Françoise.

– *Je ne me suis pas montrée digne de toi.*
(Eu não demonstrei ser digna de ti).

Postada em 26 de julho de 1934, Suzanne Marette recebe esta frase, misturada a outras, em mais uma das cartas escritas por sua filha. Lendo essas cartas, é possível perceber que a relação entre as duas parece marcada por uma espécie de harmonia conflitual. Como se houvesse dois lugares distinguíveis, um interno, profundo, e outro externo, superficial, ora acordados, ora descombinados. No profun-

---

[12] – Ma pauvre Vava, Moi aussi j'ai pleuré de savoir que tu avais encore pleuré, et Papa a pleuré de me voir pleurer et nous avons tant hurlé que la concierge est montée et qu'elle a pleuré aussi de nous voir pleurer, alors toute la maison a pleuré. Aussi, je t'en prie, ne pleure plus. (septembre 1915).
– Ma chère maman, J'ai été sage ce matin et je n'ai pas pleuré nonplu. (...) je tâcherai de ne plus pleuré pour que tu ne pleures plus ni papa ni la concierge (septembre 1915).

do: o ser. No superficial, o jeito de ser. Entre e a partir deles, a linguagem (2008)[13]:

> – *Eu não demonstrei ser digna de ti, de tua energia, de tua vontade, de tua grandeza moral; e o que me tocou foi tua atitude de pena em relação a mim. Eu te agradeço muito.* (FD)
>
> – *Obrigada pela tua carta, minha pequena, eu sinto que a escreveste com uma real afeição por mim, com certo constrangimento por dizer coisas que tu, no fundo, não pensas, e que eu não vou deixar passar.* (SM)
>
> – *Tu verás que isso vem apenas de uma impossibilidade de fazer frases, não penso isso verdadeiramente. Depois de tudo que tu passaste*

---

[13] – Je ne me suis pas montrée digne de toi, de ton énergie, de ta volonté, de ta grandeur morale; aussi que m'a touchée c'est ton attitude de pitié à mon égard. Je te remercie beaucoup (Françoise Dolto – FD).
– Merci de ta lettre, ma chère petite; je sens que tu l'as écrite avec une réelle affection pour moi, avec une certaine gêne aussi que te faire dire des choses que tu ne dois pas penser dans le fond, et que je ne veux pas laisser passer (Suzanne Marette – SM)
– Tu verrais que cela ne vient que de l'impossibilité de faire des phrases mais que je ne pense pas sèchement. Après tout ce que tu as passé pour moi et à cause de moi je voudrais tant que tu sois un jour *de nouveau fière de moi, et sans en espérer tant, que tu compreennes mon affection et mon désir de* devenir une femme digne de toi. (FD)
– Mais, je n'ai pas de grandeur d'âme. Je tâche de faire mon devoir en essayant de le comprendre et en tâchant de devenir avec l'âge plus indulgente. Mais, quoi que je sois, il ne faut pas essayer de m'imiter, vois-tu. Il faut que tu continues l'évolution commencée en **cherchant dans le fond de ton être ton véritable "toi"**... (SM)
– Même si je ne peux pas t'imiter en tour.... je me rends compte de tout ce qui me manque en comparaison de toi... (FD)
– Il sera peut-être un peu semblable à moi "moi" car l'hérédité et l'éducation, les traditions nous rapprochent, mais **il faut être toi-même**. Tu es bien plus douée que moi sous beaucoup de rapports. Nous avons des qualités différentes. Il faut rester toi-même et solidement accrochée à ce que tu auras jugé être ta personnalité. Je suis convaincue aussi que tu pourras fonder un foyer et y rendre heureux ceux qui en font partie. Tu sais que ce jour-là je serais très heureuse. (SM)
– Je suis sûre qu'en sachant me contenter de ce que j'ai reçu je pourrai quand je serai parfaitement guérie fonder une famille où tous seront heureux. C'est mon plus cher désir et ce sera n'est-ce pas le meilleur moyen de te remercier de m'avoir donné la vie... et le reste. (FD)

por mim e por minha causa, eu gostaria muito que um dia tu novamente te orgulhasses de mim e, se possível, que tu compreendesses meu carinho e desejo de me tornar uma mulher digna de ti. (FD)

– Mas, eu não tenho grandeza de alma. Eu trato de realizar meu dever tentando compreendê-lo e me tornando mais indulgente com a idade. E, o que quer que eu seja, tu não deverias tentar me imitar, entenda. **É preciso que tu continues a evolução começada, procurando no fundo do teu ser o teu verdadeiro "tu". *(SM)***

– Mesmo que eu não possa te imitar... eu me dou conta de tudo o que me falta em comparação a ti.... (FD)

– Pode ser que seja um pouco parecida com o meu "eu", pois a hereditariedade, a educação, as tradições nos aproximam, mas é **preciso ser tu-mesma.** *Tu és muito mais talentosa do que eu em muitos sentidos. Nós temos qualidades diferentes.* **É preciso que permaneças sendo tu-mesma e firmemente ligada àquilo que julgas ser a tua personalidade.** *Estou convencida de que um dia tu poderás fundar um lar e tornar felizes todos que fizerem parte dele. Sabes que neste dia eu ficarei muito feliz). (SM)*

– Tenho certeza de que **sabendo me contentar com aquilo que recebi** *poderei, quando estiver plenamente curada, formar uma família na qual todos serão felizes.* **Este é meu maior desejo** *e será o melhor meio de* **te agradecer por ter me dado a vida**... *e o resto. (FD)*

Uma filha **agradecida** à sua mãe pela vida. Uma mãe consciente e estimuladora da **autenticidade profunda** do **ser** de sua filha. *Malgré tout!*

– O que permite para um bebê de se estruturar é ser, *primeiro,* **uma pessoa** *para seus pais. Se ele é alguém, e* **não um pedaço do papai ou da mamãe**...

Talvez esta frase, dita por Françoise Dolto no documentário *Françoise Dolto, Les Maîtres*[14], associada ao diálogo criado a partir das cartas entre ela e sua mãe, responda à questão inicial de Yves Roumaion, que também é nossa. Parece que, para poder considerar alguém como **sujeito, inteiro e único**, basta saber-se ser um deles primeiro. A partir disso, a vida acontece, a linguagem se acomoda.

À chave de uma vida espiritual primordial, poderia ser acrescentada, então, a de um **olhar**, conferido à Françoise, **em profundidade**, enquanto **sujeito**. E disso ela era reconhecedora. Alguns relatos exploram, de forma linear, a relação de Françoise com sua mãe, considerada "violenta e profundamente neurótica", com um "halo de opacidade hostil" também em relação à sua própria mãe, avó de Françoise (*Tua avó é sempre tão lamentável!*)[15]. São fatos que ela conta abertamente, nada esconde. Mas, ao invés do discurso reto "fui vítima de uma mãe má e me libertei", ela aborda essa relação em complexidade, sempre vinculada a algum "salto transcendente". Para ela, graças à sua mãe, tal como era, pode se tornar quem é. Ponto.

Por isso também saltamos, temporariamente, daquela cartinha da infância para estas da idade adulta, para evitar oferecer um retrato de paisagem achatada sobre ela e sua mãe, pois Françoise sempre colocava, a si e sua mãe, em perspectiva.

– Mas que brigas eram aquelas entre elas?

– *Os camarões pedem para que sejam cozinhados vivos!*

– *Vocês compreendem a língua dos camarões?!*

Risos. Nenhuma resposta.

---

[14] O Canal do Autoconhecimento (Rosemeire Zago). *Tu escolheste nascer* – Françoise Dolto. Trecho disponível em: https://youtu.be/IGOgmrhzSiY?list=PL5GJRIiOjSW6N-nbUYy-Vg_yvWs_0Uje34

[15] "Ta grand mère est toujours aussi lamentable!" (Suzanne Marette, 1 outubro de 1931).

– *Se fizer mais perguntas, fica sem sobremesa!*

– *Vejo que nasci muito cedo, em um século velho demais!*

É o que conclui Françoise já aos oito anos de idade.

Sabia-se, de alguma forma, visionária. Era uma criança questionadora e que se sentia, ela mesma, sem respostas. Solitária e observadora. E a constatação de sua própria **necessidade de comunicação**, desde a experiência com sua babá, permitiu que forjasse, aos poucos, a sua vocação de se tornar uma "médica da educação", como afirmou que queria ser, muito convicta, aos sete anos de idade. Uma profissão que não existia. Ainda não existe. Segundo imaginava em seu sonho futurista, seria "uma médica que sabe que os problemas na educação provocam doenças nas crianças, e que não são de fato verdadeiras doenças, mas que perturbam as famílias, complicando a vida das crianças, que poderia ser tranquila"[16].

– Necessidade de comunicação desde a experiência com sua babá?

Seu despertar estabelece relação direta com sua vivência diária, e sua consciência das "**dificuldades de comunicação entre as crianças e os adultos**, pois achava que certos adultos não conseguem compreender e não se fazem compreender pelas crianças"[17]. Como ela pôde compreender algo tão fundamental ainda tão pequena, nos jardins de sua primeira infância?

De certa maneira, a partir daí ela passou a querer atuar para ajudar crianças que recebem, muito cedo, golpes semelhantes àquele que sofreu quando separada abruptamente de sua babá. Porque é assim que ela se refere àquela experiência: foi sua primeira grande dor de amor. Localiza-se aí a primeira situação traumática de sua infância.

---

[16] O Canal do Autoconhecimento (Rosemeire Zago). *Tu escolheste nascer* – Françoise Dolto. Trecho disponível em: https://youtu.be/IGOgmrhzSiY?list=PL5GJRIiOjSW6NnbUYy-Vg_yvWs_0Uje34

[17] idem.

O que disseram a ela sobre a babá, à época? Disseram?

– Mas... É um tipo de assunto para bebês?

É mais que um assunto.

– Os bebês não entendem!

Ela viveu cada segundo daquele assunto! Era parte dela. Se houve algo ininteligível, para ela, ocorreu em nível de linguagem, de palavras não dirigidas, de uma comunicação que organizasse a experiência, por isso somatizou na doença que quase tirou sua vida. Sua cura deu-se pelo restabelecimento de contato vincular íntimo, **intuído** por sua mãe, por intermédio de seu corpo, que também fala, e responde! Françoise conta que sua mãe a segurou consigo pois sentia que, se a colocasse no berço, ela morreria.

– Mas entenda! Os bebês não entendem!

É o que mais se pensou e ainda se pensa, conscientemente ou não, sobre os bebês. No entreguerras, por exemplo, conforme revela Dolto, eles eram operados sem anestesia, pois se acreditava que, como nada entendiam, não haveria memória do fato na vida adulta. Imagina!

Para Françoise, a experiência com a sua babá configurou-se como primeira chave de reflexão para mobilizar suas investigações e interesses profissionais. O que os bebês entendem? Como? Que papel a linguagem exerce no cuidado humano nesta fase? Foram questões centrais para ela.

E naquela época, qualquer experiência nessa direção, especialmente com bebês, era considerada "loucura", mesmo se apresentasse resultados positivos a olhos vistos. Dr. Ribadeau Dumas que o diga. Ele cuidava da creche de um hospital para crianças com doenças físicas e passou "loucas" instruções para suas enfermeiras:

– *Falem com os bebês. Por cinco minutos de manhã, cinco à tarde, contados no relógio, tomem os bebês nos braços, sem tocá-los, sem*

> *oferecer nenhum outro tipo de cuidado. Esqueçam que é preciso fazer algo: curativo, acariciar, tocar, cuidar, colocar o termômetro, xixi e cocô, nada. Apenas falem, olhando para eles, palavras amáveis, num tom amável, chamando-os pelos seus nomes, e citando o papai, a mamãe, irmãos e irmãs da famílias. Algo assim: "Fulano, és gentil. Não viste teu papai e tua mamãe, mas vai vê-los..."*[18]

De repente: queda brusca na mortalidade de bebês! As enfermeiras... Riam! Explicavam que teria sido "por acaso". Mas todos ali sabiam que não era; inclusive os bebês.

> *– Um bebê, se falamos do que se passou com ele, do que lhe diz respeito, com o **desejo de comunicar o que lhe aconteceu**, ele entende. Como? Não sabemos. Mas se ele está em angústia e **recebe uma explicação dirigida**, ela desaparece*[19].

Essa foi uma das constatações mais decisivas de Dolto. Ela sabia. E testava. Mesmo sem saber como funcionava. Mas outras chaves apareceram durante sua infância, reforçando as suas "extravagâncias".

Ainda aos oito anos, pela Guerra de 1914, perdeu um tio para o *front*. À época, ela pensava que esse tio fosse seu noivo, pois recebia suas cartas, planejando um suposto casamento com ela, e a família mantinha esta ficção, como uma grande brincadeira. Encorajada pela família, assumiu um luto como se fosse viúva de guerra, com "seriedade e sofrimento"[20]. Com o tempo, compreendeu que passou a reprimir sentimento amoroso por conta de um luto que considera ter sido "injustificável". E assim se esboçou o que, para ela, representou mais uma experiência traumática.

> – Mas que poder e efeito tem a informação!

---

[18] O Canal do Autoconhecimento (Rosemeire Zago). *Françoise Dolto*. Trecho disponível em: https://youtu.be/ZPk9U-sWxrQ?list=PL5GJRIiOjSW6NnbUYy-Vg_yvWs_0Uje34

[19] idem

[20] ___. *Tu escolheste nascer* – Françoise Dolto. Trecho disponível em: https://youtu.be/IGOgmrhzSiY?list=PL5GJRIiOjSW6NnbUYy-Vg_yvWs_0Uje34

Cria mundos. Externos e internos.

– *Tua irmã Jacqueline, salvo um milagre, está perdida.*[21]

Françoise ouviu essa frase de sua mãe ao completar 12 anos. Foi a forma através da qual a notícia do câncer terminal que afligia sua irmã de 18 lhe foi revelada. Uma irmã muito amada por ela, pelos seus pais e, como mulher sedutora que se tornou, de "olhos azuis brilhantes", era muito admirada pelos homens também.

– *Reze, reze. Deus pode fazê-lo quando uma criança muito pura faz uma oração, e não há nada mais puro do que a oração de uma criança em sua Primeira Comunhão!*[22]

Françoise comungou pela primeira vez. E rezou. Pediu a Deus pelo milagre, a pedido de sua mãe.
Dois meses depois... morre Jacqueline... Nos braços maternos.

– **Viu!? Você não soube rezar!** *(SM)*[23]

– Viu?! Os franceses também interagem de forma desencorajadora com as crianças!

Interações encorajadoras ou desencorajadoras do ser, sob a guarda de um olhar comunicológico, pertencem mais do que a culturas, mas às pessoas. O que vale refletir a partir dessa investigação preliminar que se oferece aqui é uma chance de ter consciência dessa diferença e de suas repercussões, evidenciando usos mais favoráveis da linguagem nas interações. E Françoise parece ter experimentado de tudo um pouco. A morte de sua irmã é contada por ela, também, pelo viés de um trauma.

---

[21] Ibidem.
[22] Ibidem.
[23] Ibidem.

Ao longo dos quinze dias que se passaram da morte de Jacqueline, Suzanne Marette recusava-se a ver Françoise: "não suportava que, de suas duas filhas meninas, não fosse ela a morta"[24].

> *– Eu vi minha mãe entrar num tal sofrimento que para ela se tornou insuportável até ver crianças deficientes na rua… (FD)*
> *– É uma desgraça ver isso viver, e ver as crianças normais morrerem! Que vergonha! (SM)*
> *– Ela estava nos meses que se seguiam ao seu luto… (FD)*

E assim a vida familiar tornou-se sombria. Françoise saía de casa apenas para as aulas, a contragosto de sua mãe, pois Ensino Médio completo e casamento, para mulheres, desacordavam.

> *– Eu não te acordei porque não quero que faças esse curso imbecil![25] (SM)*

Françoise ouvia, mas seguia. De tanto seguir, quis cursar Medicina.

> *– Não! (SM)*

Recebeu uma recusa categórica de sua mãe. Anos mais tarde, concordou com a permissão para estudos de enfermagem, mas logo explodiu.

> *– Nada nem ninguém me impedirá de fazer Medicina. Instalo-me em um bordel, o que será pior!* **Eu sabia disso já aos oito anos**, *mas somente aos 25 consegui dizer. Foi uma* **batalha incrível**. *Não tanto com meu pai, mas com minha mãe, que pensava que eu estragaria minha vida, tornando-me uma pessoa completamente fora da lei, marginal definitiva[26]. (FD)*

---

[24] Ibidem.
[25] Ibidem.
[26] Ibidem.

Ela sabia! Com apenas **oito anos** de idade, ela sabia o que queria, e o por quê.

– Mas como?

Talvez por conta da "misteriosa integralidade infantil" de Lévi Strauss, para a qual nunca olhamos direito.

Em 1931, Françoise entra para o primeiro ano de Medicina. E começa a se sentir mal. Perde o sono, culpa-se pela morte de sua irmã. Seu pai, atento às descobertas recentes, aconselha que a filha faça psicanálise. Em fevereiro de 1934 inicia sessões com René Laforgue, um dos fundadores, e segue durante três anos.

Imagina: havia apenas 12 psicanalistas na França na época, e sessões de psicanálise eram consideradas uma "aventura marginal". E Laforgue, impressionado pelas qualidades de Dolto, após terminado o período de sua psicanálise, encoraja que ela venha a ser, ela mesma, analista. Imagina!

Ela consegue libertar-se de seus sofrimentos. Que nunca, observa-se bem, paralisaram seu **ser e seu desejo, desejante, de ser ela mesma**. Então, é possível pensar que situações traumáticas, complexas como as citadas aqui, podem ter sido constantemente amortecidas, em Dolto, por forças de sua conexão com uma força transcendente (traduzida nela por uma vida espiritual ativa) somadas ao fato de ter sido vista, em profundidade, enquanto sujeito, pois é um tipo de **olhar fundador**. Seria o desejo do além entranhado no desejo de si e colapsado num além-de-si. Mesmo se as aparentes sujeições, entremeadas nos confrontos contra as escolhas profissionais aceitáveis para as mulheres na década de 30 do século passado, e a admissão da preferência de sua mãe por uma de suas filhas, não a Françoise, disfarcem que não.

Uma vez livre, ela passa a fazer estágios em hospitais, em serviços voltados para a infância. Acessa realidades do que era feito com as crianças a partir dos distúrbios de comportamento que sofriam. Relata que, caso as crianças fossem barulhentas, violentas, eram hospitalizadas, em salas que abrigavam de 20 a 40 doentes, e muitas delas amarradas umas com as outras. Mas, "se as famílias as suportassem", não as internavam. Em estágio em psiquiatria no Hospital de Vaugirard, supervisionada pelo professor Georges Heuyer, depõe:

> *– Aprendi, horrorizada com o prof. Heuyer, o que não se devia fazer: o pediatra não deveria se deixar afetar pela criança que atendia.* **Ao invés de dizer***: "você não tem nada, você fugiu, você viu que sua mãe ficou louca e você não se preocupa", o médico* **dizia***: "Incapaz de ser intimidado". E escrevia: "Incapaz de ser intimidado. Mãe, uma grande débil. Casa de Correção". Isso me parecia monstruoso. (FD)*[27]

Eram os "pequenos loucos" que, segundo Françoise observava, estavam desacreditados: "não se pode fazer nada por eles, são pequenos loucos e assim permanecerão". Assim, pouco a pouco, Françoise começa a testemunhar, como médica, uma universalidade viva daquilo que apenas "futurizava" quando pequena, de forma abstrata e generalizada, a partir de sua própria experiência comunicacional em família. Ela **prestava atenção nos ditos e não ditos**. Sempre.

Françoise tem um encontro decisivo para definir, de vez, seus caminhos de atuação profissional. Foi com Sophie Morgenstern, uma analisada de Freud, que estava em Paris. Esse encontro fez unir, em Dolto, a medicina e a psicanálise.

> *– Ela me deu muito trabalho, me encarregou de escutar as crianças.* **Nenhuma outra coisa***, apenas escutar crianças regularmente, que viriam com sintomas bem graves. Retirando tudo o que é neurológico e voltando-se a tudo o que é psicológico, para* **escutar as relações***, especialmente relações com alguém. Para uma médica.... eu fazia psicanálise, sim, mas eu absolutamente não queria ser psicanalista naquela época. Queria virar médica de crianças, pediatra. E para um médico, para quem é preciso sempre fazer alguma coisa diante de*

---

[27] Ibidem.

*alguém que sofre, é novo ter de escutar, e **somente escutar e se fazer admitir para a criança como alguém que a escuta**[28]. (FD)*

– *Oh lá lá*! Mas talvez ainda pareça novo somente escutar e se fazer admitir para a criança como alguém que a escuta! A proliferação de iniciativas que estimulam ações de se "fazer escuta" de crianças (e também de adultos!), com empregos adjetivados do termo, "escuta ativa, escuta assertiva, escuta genuína, escuta atenta, escuta participativa, escuta *x*, escuta *y*", são exemplos atuais disso... Jean Baudrillard sempre advertia que, quanto mais passamos a utilizar um termo, mais oferecemos provas de que ele não existe... Ou, em palavras de Dolto, "tudo o que é estereotipado, repetido, está morto. E o vivo que o repete não está mais vivo".[29]

Talvez eles tenham razão. A necessidade generalizada de mobilizar escuta parece expor que vivemos, no fundo, sem escutar, escutar-se e ser escutado na vida cotidiana.

– Pudera! É uma grande perda de tempo esse tal de escutar por escutar! Temos muitas coisas para fazer depois que inventaram a pressa. Ademais, escuta é para profissionais e situações específicas. E Dolto escutava profissionalmente, entenda!

Dolto comenta que passava de 25 a 30 minutos ininterruptos apenas escutando uma criança. Sem dizer uma palavra, sentava-se diante dela, sem intenção, *script*, nem comentários. Admite que exercitava a escuta, aprendia, e passava a ouvir outras crianças para o aprendizado que fazia. Para ela, não havia mágica. Apenas escuta. E entendeu, com as crianças, escutando-as, que as cores tinham um

---

[28] ÊTRE Psychanalyste (Paulo Henrique Santos) – *Françoise Dolto*. Trecho disponível em: https://www.youtube.com/watch?v=jh3EMKerxXE&list=PL5GJRIiOjSW6NnbUYy-Vg_yvWs_0Uje34

[29] Entretien dans "Les chemins de la connaissance" avec Karine Berriot sur France culture (1975) (Artesquieu) – Les yeux fertiles – *Françoise Dolto*. Trecho disponível em: https://youtu.be/kg-WTc6Wrpk?list=PL5GJRIiOjSW6NnbUYy-Vg_yvWs_0Uje34

sentido próprio para elas e que a modelagem e desenhos, por exemplo, não faziam sentido se interpretados por si mesmos, longe das associações da própria criança que a produziu.

> – *Sou capaz de escutar alguém.*[30] *(FD)*

Orgulhava-se, era uma de suas maiores conquistas.

Marcondes Filho escreveu, inspirado em Martin Buber, lampejos do que pode ser considerada uma dinâmica de escuta na relação **Eu--Tu**, em contraposição à **Eu-coisa** (objeto). É. Parece que ver o outro enquanto sujeito e não objeto é premissa que desemboca, de todas as direções, na encruzilhada comunicológica.

> – *Eu abro minha concha, eu dissolvo-me na coisa. Quando se trata de outra pessoa, eu me coloco diante dela, olho nos olhos, sinto sua respiração, seu cheiro, percebo o movimento de suas pupilas, o calor de sua expressão, a alma que emana de sua voz, de sua pulsação (2008, p. 61).*

– Então escutar seria uma competência a ser (re)adquirida?

Tente responder:

> – O quê?

Cinco perguntas que um adulto normalmente faz a si mesmo, de forma imediata, consciente ou inconsciente, diante de uma criança (ou mesmo de um adulto!).

> – O que ela quer? O que ela tem? Como pará-la? Como protegê-la? Como fazer com que faça?... Acertei?

---

[30] ÊTRE Psychanalyste (Paulo Henrique Santos) – *Françoise Dolto*. Trecho disponível em: https://www.youtube.com/watch?v=jh3EMKerxXE&list=PL5GJRIiOjSW6NnbUYy-Vg_yvWs_0Uje34

Cem por cento! Lembra-te, capítulo um: no mundo da vida descrito por Schütz e LucKmann, há "sedimentação de esquemas de experiências típicas relevantes tipicamente em uma sociedade". Ou, em outros termos, há mentalidades, inconsciente coletivo, imaginários... Enfim, há um zumbido inaudível que surpreende e atravessa as relações. Assim, um encontro com o outro dificilmente se dá no silêncio e no vazio. Inclusive, segundos de silêncio entre as pessoas já pode ser sentido como algo constrangedor.

– Que ânsia!

Respondendo à pergunta sobre as questões diante de uma criança, de forma comunicologicamente doltoniana, poderia ser:

– Nenhuma pergunta. Apenas paro e escuto a criança, com abertura para o que vier.

Igual a médicos, acionamos um *script,* explícito ou implícito, muitas vezes indevidamente legitimado, de muitos (a) fazeres diante de uma criança, que geralmente derivam em prescrições, normatizações e conselhos não solicitados. Ademais, muitas vezes confundimos "escuta" com "entrevista" ou mesmo com "consulta", no sentido de consultar sobre opiniões, por exemplo. E escuta é um movimento do vivo em direção ao outro vivo por abertura a ele, para recebê-lo tal qual é, sem acionamento de *script*. Ponto. Talvez, para se ressuscitar a substância viva do próprio termo, pode ser interessante realocar seu emprego na sua dimensão humanista, em detrimento da funcionalista ou mesmo da instrumental.

– Essa trabalheira toda em nome do quê?

Do desejo por encontrar uma "nova imagem do humano", capaz de diminuir ocorrências e gravidades de tantas dores pessoais e coletivas, das quais somos agentes, agidos e testemunhas. Para aprender a exercitar a competência desta escuta original ou "desadjetivada", por exemplo, seria recomendável, como primeiro passo, desengatilhar *scripts*. Silenciar. Deixar-se tocar pela linguagem total, que serpenteia palavras, gestos, sons, odores, posturas, olhares do outro pelo ar. E vê-lo.

Françoise escutava o humano. E seguiu muitos mestres. Freud, Winnicott, e tornou-se amiga de Lacan também, que lhe enviava seus casos difíceis, eram amigos. Ela, ao confessar que não compreendia seus escritos, era reconfortada. Para ele, o entendimento que Françoise fazia de seus textos não tinha a menor importância, pois declarava que ela praticava tudo aquilo que ele queria, de fato, dizer. **Ela sabia**! Apesar de tantas influências, foi mesmo com a Madame Morgenstern que sua decisão de se tornar a primeira pediatra psicanalista a tratar de crianças na França se firmou. Dolto praticou, teorizou e passou a ser conhecida.

— Foi aqui, então, que Françoise Marette virou a Françoise Dolto?

— *Temos uma colega que se interessa muito pelo xixi na cama! Vão procurá-la*[31].

Era o que se recomendava no Hospital des Enfants Malades, onde Françoise atendia diariamente casos de urgência de todos os tipos de crianças. Algumas delas, internadas, não eram mais "suportadas" pelos internos, "pois faziam todos os dias lagos de xixi". Após tentarem vários procedimentos, tais como "suprimir as bebidas, vigiar, ameaçar cortar o pênis", indicavam Dolto.

— *Porque eu consultava ao lado! Era uma pessoa meio extravagante de quem todos gostavam, que achavam engraçada, que podiam deixar tranquilamente seu plantão. Eu era simpática, achava todos simpáticos, e tentei explicar a todos o* **papel do psíquico no somá-**

---

[31] O Canal do Autoconhecimento (Rosemeire Zago). *Tu escolheste nascer* – Françoise Dolto. Trecho disponível em: https://youtu.be/IGOgmrhzSiY?list=PL5GJRIiOjSW6N-nbUYy-Vg_yvWs_0Uje34

tico. Alguns escutavam, outros não. Isso se espalhou, na época isso era absolutamente **revolucionário**. (FD)

Uma pessoa meio extravagante. É uma palavra recorrente nos filmes de Dolto. E ela mesma explica que: graças à experiência com a babá irlandesa, teve a oportunidade de entrar em contato com um "mundo extravagante" sem o qual, talvez, não fosse possível tanto extragavar.

– Nãããããooo! Ela era apenas uma bebê! Nada sabia. Se compreendesse, ficaria traumatizada!

Calma. Françoise Dolto também foi uma bebê, que *incorporou* sua experiência e extraiu-lhe *um sumo*. Consciente e inconscientemente.

– Pare! Como é possível concluir uma coisa dessas? E, ainda por cima, como é possível que ela tenha passado pelo que passou, ouvido tudo o que ouviu de sua mãe e, como resposta, escreveu cartas confessando-se não ser digna dela?

Tens razão. É importante dizer: nada pode estimular ou justificar, **em hipótese alguma**, que um bebê ou qualquer criança seja submetida a uma situação que viole seus direitos, sua integridade e dignidade, sob quaisquer circunstâncias. É passível de punição. Mas aqui, com a experiência de Françoise Dolto, pode-se, sem mais, apenas atentar para aquilo que ela mesma escolheu deixar em palavras gravadas, dirigidas a nós:

– *Eu vivi coisas muito dolorosas com **grande compaixão** por aqueles que sofriam, pois não podiam fazer diferente.* (FD)

Um salto transcendente. É o resultado que ela escolheu assumir de suas experiências. É o que nos conta. Talvez por esse motivo tenha mobilizado conhecimentos e práticas de impacto positivo na vida de muitas crianças e suas famílias. E agora, passados mais de 36 anos de sua morte, ainda há chances, ao menos, de vê-la e escutá-la.

– Lendo bem, parece até bíblica a sua compaixão: "Pai, perdoa-lhes, não sabem o que fazem..."

Sim. Pegadas do lastro espiritual e religioso que podem ser percebidas, também, quando comenta, à luz da psicanálise, a *Parábola dos Talentos*, Evangelho de Mateus: "Quando vivemos no ódio, não somos livres: estamos atados, ligados àquele que odiamos. Nos prendemos a ele porque queremos, a qualquer preço, acertar as contas com ele. É preciso haver um **mínimo de amor, de distância, de liberdade** para que o **desejo possa funcionar**" (Dolto, Sévérin, 2010, p. 273).

Mas não que ela soubesse exatamente o que fazer. Sempre deixa isso bem claro em suas entrevistas. Parece razoável pensar que ela, graças às suas matrizes primordiais forjadas na infância (vida espiritual, validação de seu ser enquanto sujeito, experiências traumáticas e "futurologia"), demonstra acreditar, acima de tudo, que **cada ser é único**, e **não existe uma fórmula específica e exata**. Mas que é possível **mobilizar algo profundo** a partir do acionamento de um esteio, de uma "tríade comunicológica matricial", interligada de forma dinâmica, claramente detectável em Dolto:

1) **olhar**: o outro como sujeito;
2) **escutar**: se fazer admitir pelo outro como alguém que o escuta;
3) **palavra dirigida**: falar, e sempre a verdade.

– Mais uma tríade?

Incrível, não? Sem dúvidas, a base da comunicologia, inclusive doltoniana, é constituída de sedimentações sucessivas de tríades.

A trajetória de Françoise, mesmo tornando-a "célebre pediatra e psicanalista francesa", revela que quis atuar, desde pequena, como "médica da educação". Por epifanias que detectavam fluxos comunicacionais nas interações entre pais e filhos, foi observadora de si mesma e de seu cotidiano familiar. E estava inteiramente atenta, de forma instintiva e intuitiva, aos atos comunicacionais primordiais de **ver, ouvir e dirigir palavras**. Ousamos dizer que ela sempre foi única, e de fato, uma **médica da comunicação**. Mesmo sem autodenominar-se desta forma, talvez tenha sido justamente esta a sua "vocação de nascença", responsável pela sua fama. Para a visada da comunicologia, esse é o seu legado estrutural.

Um pouco da prática comunicacionalmente pedagógica de Françoise pode ser compreendida no livrinho de pouco mais de 100 páginas, *Parler Juste Aux Enfants*, publicado pela Mercure de France em 2002. A autora Danielle Marie Lévy compartilha entrevistas realizadas com Françoise, e seu privilégio de ter sido uma das pessoas que assistia, enquanto estudante observadora, a consultas realizadas no hospital Trousseau, de 1940 a 1978. Lévy revela algo que converge precisamente com a percepção de sua atuação, informal, como "médica da comunicação".

> – *Os pais que acompanhavam sua criança a interrogavam com ansiedade sobre o sintoma da criança, evidentemente, mas também com franqueza sobre questões da vida cotidiana*[32].

Por conta da facilidade em dialogar com os pais, em instruí-los sobre aspectos corriqueiros de suas relações com seus filhos no cotidiano, sobretudo comunicacionais, antes mesmo que algo "banal" pudesse se converter ou configurar, pelo não dito ou mal dito, em necessidade de sessão de psicanálise, ela se tornou, de fato, figura notória na França. Durante o período de 1976 a 1978, através de emissões de rádio pela Radio France Inter, respondia a cartas enviadas por famílias. Posteriormente, essas emissões foram compiladas em livro, intitulado *Lorsque l'Enfant Paraît*, tomos 1, 2, e 3 (1977, 1978, 1979), pela Le Seuil. As orientações também foram televisionadas

---

[32] Les parents qui accompagnaient leur enfant l'interrogeaient avec anxiété, certes, sur le symptôme de l'enfant mais aussi avec candeur sur des questions de vie quotidienne" (2002, p. 7).

e difundidas pelo Centre National de Documentation Pédagogique (CNDP), entre 1977 e 1981. Françoise Dolto tornou-se presença midiática.

> – *Todo mundo fala dessas emissões, mas o que é extraordinário é que duraram apenas dois anos, que é nada!*

É o que afirma Caroline Eliacheff, na entrevista "Le grand entretien hommage à Françoise Dolto", exibida pela France Inter em 24 de agosto de 2018, na qual Catherine Dolto e ela foram as entrevistadas, por conta da publicação do livro *Dolto, une Journée Particulière*. Elas comentam que Françoise **expunha sua originalidade** desde 1947, após a Segunda Guerra Mundial. Mas foi apenas a partir de 1968 que passou a ser compreendida, e se transformou numa espécie de "domínio comum". As famílias passaram a ser influenciadas diretamente por suas ideias de uma forma tão naturalizada, que nem mais credenciavam a ela essa influência. E graças a suas emissões pela rádio, pais **passaram a falar com seus filhos por pelo menos 10 minutos por dia**.

Françoise parece ter sido sempre, mesmo, uma única Françoise. A diferença entre sua vida comum e pública deu-se com a progressiva "exposição de sua originalidade", da manifestação de tudo aquilo que ela já sabia, e que recebeu gradativa substância pelas suas formações.

> – *Era formidável trabalhar com a minha mãe.*[33]

Catherine Dolto confessa que elas tinham uma boa relação de amizade, embora a relação filial, e trabalhavam em equipe. Em conferência ministrada no ciclo de entrevistas *Le Bonheur en Famille* (A felicidade em família), transmitida pela ISSY TV[34] em 22 de maio

---

[33] FRANCE INTER (France Inter) – *Le grand entretien hommage à Françoise Dolto*. Disponível em: https://youtu.be/MzcXycSFs5c

[34] ENTRETIENS D'ISSY (ISSY TV). *Le bonheur en famille avec Catherine Dolto*. Disponível em: https://youtu.be/0TlGFk49zFY?list=PL5GJRIiOjSW6NnbUYy-Vg_yvWs_0Uje34

de 2015, Catherine, nascida em 5 de agosto de 1946, menciona que é irmã de Carlos (cantor francês), de Gregory, e filha de Boris Dolto. Destaca que seus pais trabalhavam muito juntos. Ela reconhece ter usufruído da sorte de nascer em uma família que lhe propiciou as melhores formações. Formou-se em Teatro, Sociologia, Medicina e em *Haptonomie*. Esta última, de paternidade de Frans Veldman, com quem Catherine atuou diretamente, e que pode ser entendida como a *Science de l'Affectivité* (Ciência da Afetividade) ou "a ciência da redescoberta do humano", parece ter possibilitado que ela compreendesse, teórica e tecnicamente, princípios e processos que sua mãe Françoise, de certa forma, já dominava (ou era dominada) empiricamente.

Catherine se mostra consciente de que, pelos cálculos de sua "equação de transmissão" (conceito caro a ela, empregado para definir o balanço entre o reconhecimento daquilo que um sujeito herda da família, da sociedade e da história da humanidade como um todo, e aquilo que escolhe transmitir aos outros como retribuição disso), tem muito a transmitir. É por isso que escolhe atuar de formas variadas, mas, como destaca, fazendo sempre o mesmo: "ocupo-me das pessoas".

> – Nas emissões, **ela depositava total confiança em mim**. Era eu quem lia todas as cartas e preparava a emissão da semana. Selecionava, separava por temas, sublinhava partes importantes, preparava as questões para ela. Havia cartas que superavam 30 ou 40 páginas, e ela não tinha tempo de ler tudo inteiramente. Então eu as organizava, resumia. E sempre dizíamos aos ouvintes, a cada emissão: "tal assunto será abordado tal dia". Muitos recebiam cartas escritas por nós como retorno. Ela respondia a todos, inclusive por telefone, tinha uma disponibilidade total. E ela fazia conosco, em casa, exatamente como ela dizia. **Fazia como dizia e dizia como fazia**, era **idêntica na vida e no trabalho**. Exceto pelo fato de **jamais psicanalisar** a nós, os seus filhos[35].

---

[35] FRANCE INTER (France Inter) – *Le grand entretien hommage à Françoise Dolto*. Disponível em: https://youtu.be/MzcXycSFs5c

– *Mas ela foi muito criticada!* – Enfatiza a jornalista, ainda durante a entrevista pela *France Inter*[36].

– *Evidentemente! Sempre que uma pessoa se expõe, ela é criticada. Quem não faz nada não é criticado. Quando se faz algo que promove um impacto na sociedade, as críticas são duras. E o que ela fez gerou um impacto gigantesco.*

Dispara Caroline Eliacheff.

– *Sua obra está traduzida no mundo inteiro. Acredito que as críticas vieram de pessoas que, de fato, nunca a leram. Pois muitas das acusações feitas a ela jamais foram escritas ou mesmo advindas de práticas feitas por ela, como por exemplo a ideia da criança-rei (enfant-roi). O que ela dizia era muito diferente disso. Defendia a necessidade de **compreensão da intenção da criança**, aliada a uma **ação responsável de seus pais** diante disso, que **jamais deveria ser humilhante ou culpabilizante**.*

Complementa Catherine Dolto.

– *A grande transformação promovida por Dolto, embora muitos digam que é na relação dos pais com os filhos, é sobretudo na **mudança do olhar dos adultos em relação às crianças**, especialmente aos bebês.*

Sela Caroline Eliacheff.

E Françoise Dolto, ainda em 1978, funda o projeto *Maison Verte*, no *15ème arrondissement*. Um espaço, ainda ativo atualmente, que se oferecia para socialização de bebês e suas famílias. O objetivo era o de possibilitar relações, **interações**, desde cedo, e assim retirar crianças e suas famílias de uma **vida isolada** para conviverem por algumas horas com seus pares. Embora muitas "casas verdes" tenham se multiplicado pela França e outros países, Dolto admitia, no início, que o

---

[36] Idem.

projeto não seria um "estrondo", pois era regido pela ótica da prevenção, uma premissa costumeiramente pouco reconhecida e valorizada. Na *Maison Verte*, havia o objetivo de **acolher a criança como pessoa**, e de ser um **lugar onde se escuta e se fala com a criança**:

> – *Graças a isso, as palavras certas, na hora certa, podem ser ditas*[37].

Era o foco de Françoise. Além disso, o que Danielle Marie Lévy mais destaca no livrinho "Parler juste…" acerca de Françoise, apesar de ser ela mesma também uma profissional da psicanálise, é a oferta de um olhar não "psicanaligizante" para a interação com a criança, mas comunicacional. É o que emerge em Dolto desde o início de sua vida, e que segue com ela até o fim, de algum jeito. Uma visão sobretudo existencialista, que se consolidou em suas "ideias-força", conforme batiza Lévy.

> – *O poder das palavras e a necessidade de falar a verdade e de forma precisa, de explicar e de transmitir*[38].

Esta é uma delas. E revela, *avant tout*, que Françoise Dolto atuava mesmo a partir de uma visão "pedagógica da comunicação", pois, ainda em suas bases, intuitivas e instintivas, sabia da necessidade de um aprendizado comunicacional nas interações. Por detrás da pediatra e psicanalista, operava mesmo a "médica da educação", aquela menininha que, desde seus oito anos de idade, estava consciente de uma **educação comunicacional em sentido amplo**. E seu foco não estava debruçado na educação das crianças, mas sim em "*aider les parents à éduquer leurs enfants, à les comprendre*" (ajudar os pais a educarem seus filhos, a compreendê-los), (2002, p. 8). Ela possuía, segundo Lévy, uma "**veemência mensageira**", na qual as famílias se

---

[37] PSICANÁLISE DE CRIANÇAS (@bediaju). *Françoise Dolto*. Trecho disponível em: https://www.youtube.com/watch?v=_EOKl4tApR4&list=PL5GJRIiOjSW6NnbUYy--Vg_yvWs_0Uje34&index=1

[38] Le pouvoir des mots avec la nécessité de dire vrai et juste (...) de expliquer et transmettre (2002, p. 8).

reconheciam e **encontravam uma voz**. E seu princípio fundamental era o de conferir prioridade máxima à consideração daquela tríade: **olhar a criança como sujeito, escutar** e **dirigir palavras às crianças (e bebês!)** rumo a um bom destino.

Catherine Dolto, urdida no legado de sua mãe, segue conectada às suas *ideias-força* em diferentes práticas, especialmente pela premissa de necessidades comunicacionais nas interações com as crianças.

— *E se tu te comunicasses com teu bebê, desde o primeiro dia de sua concepção, fazendo de cada gesto uma palavra dirigida a ele?*

Provoca Catherine. E explica, na entrevista *Parents Conscients avec Catherine Dolto: L'haptonomie pour communiquer avec bébé*[39], Épisode 8, que isso fornece autonomia e confiança ao bebê, pois lhe dá, ao mesmo tempo, "**raízes e asas**".

— Então os bebês entendem?

— *Não podemos esquecer que o bebê está numa casa de músculos. Cada emoção, sentimento vivido pela mãe e pelo pai (quando ele está perto) afeta, muda tônus, gosto do líquido amniótico: uma mãe ansiosa não tem o mesmo gosto do que o de uma mãe em segurança.*

Ela, avançando de sua mãe, parece conhecer mais sobre o como, o tal do funcionamento. E conta que foi a *Haptonomie*, a *Ciência da Afetividade* ("uma maneira de abordar os humanos sem separar o espírito do corpo"), sua grande descoberta. Ajudou-a na compreensão da participação de um **organizador secreto** na fenomenologia do encontro humano, filtro de todas as sensações do entorno: o **afetivo**. Mas seria o *afetivo* da teoria de Veldman, no caso, com obra

---

[39] MÉTAMORPHOSE "PARENTS CONSCIENTS" (Méthamorphose, éveille ta conscience). *Parents Conscients avec Catherine Dolto*: L'haptonomie pour communiquer avec bébé (Ép. 8). Disponível em: https://youtu.be/HD4xiBfrmI8?list=PL5GJRIiOjSW6N-nbUYy-Vg_yvWs_0Uje34

ainda não traduzida em português, sobre a qual falaremos em outra ocasião. Segundo Catherine, pelo conhecimento do sistema nervoso subcortical, do sistema nervoso cortical e do equilíbrio de cada célula em cada músculo, aprenderam, enfim, a "usar" o *afetivo*. E mesmo que essa ciência tenha se dirigido, em seus primórdios (primeira publicação em francês em 1989), a práticas direcionadas para a primeiríssima infância (da concepção ao primeiro ano de idade), ela logo migrou para terapias intergeracionais e também como suporte para a educação nas escolas, técnica ainda desconhecida no Brasil.

Catherine também cria um canal próprio, "midiático", além de seu consultório médico, para estabelecer contato com as famílias, com intuito de promover orientações comunicacionais. De forma original, produz uma obra literária dirigida às crianças. Lança, nos anos 80 na França, a coleção *Mine de Rien*, publicada pela Gallimard-Jeunesse. É integrada por 88 obras, todas direcionadas a crianças, seus pais e mães. Os livros são indicados para crianças de 2 a 7 anos, têm preço médio de 6,2 euros, sendo ilustrados, coloridos e com textos curtos. São oferecidos como ferramentas na educação das crianças, para que compreendam seu entorno e os fatos de suas vidas de forma consciente. Traduzida em diversos países da Ásia e da Europa, é considerada obra de utilidade pública na França. Seus temas diversos esclarecem situações cotidianas que nem sempre os adultos verbalizam para a criança, muitas vezes não sabem se devem, nem como fazê-lo. É possível realizar uma análise desses livrinhos a partir do viés comunicacional, que se configura em mais uma missão deste livro, a de introduzir a obra de Catherine Dolto, filha de Françoise e Boris, neta de Suzanne, bisneta de Geneviève, irmã de Carlos e Gregory, no Brasil. É importante destacar que Catherine escreveu outros livrinhos, em menor número, dirigidos aos bebês, com formatos adaptados (estilo livro de banho, por exemplo) e também para adolescentes.

> — *Temas da vida cotidiana devem ser abordados com as crianças, e de forma direta, bem-humorada e carinhosa, pois,* **com palavras adequadas, crescemos melhor.**

Esta é a *ideia-força* que Catherine Dolto imprime nos livrinhos. Na matéria *Enfance. les mots justes de Catherine Dolto*, (Infância. As palavras precisas de Catherine Dolto), publicada em 16 de dezembro de 2016 pelo jornal Le Télégramme[40], na qual Stéphane Jézéquel a entrevista, é possível vislumbrar o impacto da coleção[41]:

> – *Como explicar o sucesso dessa coleção traduzida pelo mundo – Japão, Coréia, China, Vietnã, Polônia... – e que vende, cada semana, somente na França, entre 2500 e 4000 exemplares? (SJ)*
>
> – *Esses livrinhos são como garrafas jogadas ao mar. Quem precisa a agarra, assim que emerge um assunto marcante na família. (CD)*
>
> – *E isso funciona qualquer que seja o ambiente cultural? (SJ)*
>
> – *É preciso acreditar. Há uma universalidade nas perguntas que as crianças fazem. (CD)*

Ou seja: os livrinhos são um sucesso por tratarem de questões universais sob o olhar comunicacional dirigido às crianças.

> – Comunicação de parquinho!

Princípios. A ênfase de Catherine Dolto, nesta coleção, centraliza atenção sobre o terceiro elemento da tríade comunicológica, identificada a partir de Françoise Dolto: o **das palavras dirigidas**. Cada

---

[40] JÉZÉQUEL, Stéphane. *Enfance*. Les mots justes de Catherine Dolto. Le Télégramme. 15 mars 2017. Disponível em: https://www.letelegramme.fr/finistere/brest-29200/spanenfance-spanles-mots-justes-de-catherine-dolto-2887554.php

[41] – (SJ) Comment expliquer le succès de cette collection traduite à travers le monde (Japon, Corée, Chine, Vietnam, Pologne...) et qui écoule, chaque semaine, rien qu'en France, entre 2500 et 4000 exemplaires?
– (CD) Ces petits livres sont comme des bouteilles que l'on jette à la mer. Qui en a besoin s'en empare, dès qu'un sujet marquant survient dans la famille.
– (SJ) Et cela marche quel que soit l'environnement culturel?
– (CD) Il faut croire. Il y a de l'universalité dans les questions que se posent les enfants.

livrinho trata de um tema diferente, assuntos da vida cotidiana. Através de historietas, a coleção democratiza informações para adultos e crianças, sobre suas vidas, no dia a dia.

– Mas... isso não poderia ser visto como uma espécie de "jornalismo infantil"!

Fascinante, não?! Françoise Dolto já havia compreendido, não exatamente com essas palavras, que os primeiros mediadores, a "primeira mídia" a qual uma criança tem acesso é sua mãe, seu pai, seus responsáveis. Grande parte da vida de uma pessoa em sua infância é, no fim das contas, mediada por outra pessoa, e isso envolve tanto o aspecto humano da interação quanto o técnico informacional. Certamente as crianças acessam informações de seu ambiente o tempo todo, o que significa que a interação humana no dia a dia não lhe é fonte exclusiva. Mas isso faz ver que, embora se possa estabelecer uma comparação direta no *modus operandi* do jornalismo, há uma distância em termos de angulação:

– *Mãe! Pode deixar, eu me dou.*

Declarou Catarina, a minha filha, na casa de seus quatro anos, quando decidiu tomar sozinha sua dose de homeopatia.

– *Mas, tu sabes fazer isso, quantas gotas e tudo mais?*

Chequei.

– *Mãe! Todo mundo sabe que são três gotas...*

Confiante!

– *Filha, mas* **quem é todo mundo**?

Curiosidade materna.

– *Ué!* **Tu e o meu pai!**

O que Françoise propunha, e que parece seguir com Catherine, é uma **visão informacional sobre os aspectos da vida cotidiana** e pessoal da criança e da sua família, daquilo que constitui seu **cosmos particular**, ilustrada por esse *flash* do cotidiano de Catarina. Então, seria menos sobre a ideia de um jornalismo que oferece informações de um mundo externo e longínquo, mas de um mundo íntimo. Uma prática da vida de todos os dias na qual as palavras precisam ser ditas pelos adultos a partir da visão de mundo da criança. Eis mais uma tese comunicológica que emerge, de forma introdutória, e se planta para exploração prática em outra oportunidade.

— Mas as pessoas já dizem palavras para as crianças na vida cotidiana!

Dizem. Mas como, e o quê? Se pensarmos a partir de temas da vida tais como sexualidade, adoção, morte, por exemplo, é evidente que há uma tensão generalizada no ar. Quando falar? Falar o quê? Quem deve falar? Não! Não se deve falar! São algumas das questões mais comuns. E Françoise Dolto simplificou: defende que tudo precisa ser dito, de forma simples e objetiva, factual. E Catherine seguiu esse mesmo princípio.

— Terias um exemplo?

Pois não. Gosto daquele em que Françoise Dolto recomenda, diante da situação embaraçosa de uma criança surpreender seus pais fazendo sexo, o seguinte palavrear:

— *Tu vês! Nós temos relações sexuais e tu nos surpreendeste! Nós não temos intenção de nos mostrar, mas tu sabes do que se trata, tu nasceste por conta de um ato desta ordem (2002, p. 32).*

— Fogo no parquinhooooo!

Ainda não terminei. E ela complementa: dizer assim, de forma simples e natural, e buscar, a todo momento, "palavras que concernem à experiência que a criança viu. Tentar buscar a ordem das coisas, que é a ordem da vida".

Este tema, apenas ele, tão gerador de polêmicas, também serve de exemplo para aproximar ainda mais a dimensão das palavras dirigidas de Dolto à perspectiva jornalística. O que representa disseminar palavras que **concernem aos fatos** e buscar a **ordem das coisas**? E, por outro lado, o que representa mentir, omitir, falsificar? Quais os efeitos de um e de outro na vida íntima e na vida pública de uma pessoa?

Träsel e Vinciprova[42], pesquisadores da Comunicação, em artigo publicado em 2024 pela Revista Esferas, intitulado "O conceito de desinformação nos estudos de jornalismo brasileiros sobre a Covid-19", estão certos de que: "(...) compreender o fenômeno da desinformação é uma das contribuições mais relevantes que a área da Comunicação pode prestar à sociedade no atual contexto (2024, p. 3). O texto passa pela origem do termo *fake news*, seguida da recomendação de sua substituição pelo termo desinformação, destaca a difusão de boatos, notícias falsificadas, e de tudo aquilo que: "emergiu como uma das principais preocupações da esfera pública global". A desinformação, segundo escrevem, potencializa o "desenvolvimento de crenças equivocadas", **estimula "aventuras autoritárias"**. (2024, p. 4, destaque nosso)

> – Seria uma outra forma de confirmar efeitos de uma linguagem disfuncional?

Parece evidente. E, ainda no artigo, os autores, citando Wardle e Derakhshan (2017), indicam que: "o mundo se encontra em uma situação de '**desordem informacional**' sem precedentes". Adicionam, para agravar ainda mais a questão, que a Organização Mundial da Saúde passou a "dedicar um departamento ao estudo e gerencia-

---

[42] TRÄSEL, M.; VINCIPROVA, G. R. O conceito de desinformação nos estudos de jornalismo brasileiros sobre a Covid-19. *Esferas*, ano 14, vol. 1, n. 29, janeiro-abril de 2024, p. 3.

mento de infodemias, uma área de pesquisa relativamente recente: a epidemiologia da informação, ou infodemiologia (...)" (2024, p. 4)".

– Quer dizer então que Françoise Dolto já atuava, do seu jeito, no combate à desinformação, desordem informacional e infodemia?

Talvez ela mesmo possa dar essa resposta. Escute-a bem:

– *O ser humano é acima de tudo um ser de linguagem. Essa linguagem exprime seu desejo inextinguível de encontrar um outro, semelhante ou diferente dele, e de estabelecer com este outro uma **comunicação**. (...) Muitas vezes, **a linguagem falada desvirtua a verdade da mensagem, intencionalmente ou não**. (...) Os efeitos desse jogo de máscaras são sempre dinâmicos – ou seja, **vitalizantes ou desvitalizantes** – para a pessoa em desenvolvimento, em particular a criança. (2018, p. XVI)*[43]

Para ela, a "médica da comunicação", por fim, **tudo é linguagem**. Foi esta a constatação que a fez sustentar que a palavra deve ser dita à criança, ou diante dela, em todas as circunstâncias, pois, nas experiências de vida somos "todos dolorosamente atormentados por incompreensões mútuas, às vezes **extremamente precoces**, e, nesse caso, mais **traumatizantes para o futuro**". A linguagem ouvida quando criança, **dada com amor, leva um ser ao futuro**, constata. Leva o ser ao encontro de um bom destino.

– Desinformar não seria algo recente, então?!

Produzir "desordem informacional" é do humano. O que a Era Digital nos oferece são espaços de extrapolação inéditos. De forma geral, se pensarmos a partir dos códigos de ética do jornalismo, eles incluem, como valores e preceitos fundamentais: a busca da verda-

---

[43] DOLTO, Françoise. *Tudo é Linguagem*. São Paulo, Martins Fontes, 2018, 2. ed. brasileira.

de, da veracidade e da precisão das informações. E quando ele tenta fazer frente à avalanche de informações falsas da era digital, caso ele mesmo se mantenha fiel aos seus princípios, enfrenta um problema de "letramento distorcido da vida", que nasce desde a infância e que depois vira costume. É o que podemos identificar a partir do legado doltoniano.

– Impressionante! A infância nunca fica encerrada em si mesma!

Durante entrevista exibida pela *Gallimard-Jeunesse*, na qual a editora Colline Faure-Poirée (CFP) e Catherine Dolto compartilham a origem e a vocação da coleção "Mine de Rien"[44], Colline relembra:

> *– Como editora, eu tinha vontade de fazer algo direcionado às crianças, e eu **tinha um filho com quem eu não falava. Nós não falávamos com as crianças quando eu era pequena**, de maneira geral, e **eu sofria** por isso. Então, tive a sorte de encontrar Catherine, por acaso, na casa de amigos, e no dia seguinte ela começou a coleção, pois nós descobrimos uma cumplicidade. Encontrei em Catherine a **pessoa que respondia ao meu desejo**. Primeiro, ela **falaria para mim, para a criança que habita ainda em mim**, sobre temas delicados que **jamais ninguém me disse** nada a respeito. E a partir disso eu poderia **fazer meu trabalho interno**, comigo. Segundo, ela seria **alguém que porta uma palavra**, não necessariamente de conhecimento, mas **séria**.*

Catherine avança:

> *– O grande leitmotiv da coleção é: quando a gente compreende melhor, cresce melhor. Os pais não conseguem imaginar a que ponto as crianças observam e questionam. **Elas precisam que sejam ditas coisas verdadeiras sobre sua vida e a vida da família**.*

---

[44] Gallimard Jeunesse (Gallimard Jeunesse). *Naissance de la collection Mine de Rien*. Disponível em: https://youtu.be/Gyg79-H1ZyE

— Mas... desde quando os pais passaram a sentir necessidade de ter de aprender a dialogar com seres que emergem de sua própria carne?

Bem...

— Por que as interações humanas foram tão descuidadas, a ponto de parecerem exóticas (e lembremos da questão da escuta...) na vida de todos os dias de seres comuns? Exóticas, como se percebeu, até para o próprio campo da Comunicação!

Calma! É que....

— Não seria um efeito tentacular da grande premissa do isolamento?

Não duvido. Mas engloba mais. Talvez se resuma à soma da premissa do isolamento, com a lógica da disjunção cartesiana e do lado extremista do paradigma do desenvolvimento[45], sobre o qual já escrevemos em outras publicações, que atenta somente para o corpo, "sem um espírito".

Françoise Dolto, ela mesma, não enfatizava o motivo de os pais buscarem esse tipo de orientação, apenas os orientava. E, conforme comenta Caroline Eliacheff, na mesma entrevista pela *France Inter*, passou a vida inteira dizendo a mesma coisa, que era:

— *A partir de situações da vida de todos os dias, a importância de falar precisamente com as crianças sobre suas percepções, porque colocar em palavras aquilo que experimentamos, tanto em relação à ternura como ódio, é humano. É necessário falar precisamente com as crianças, pois* **elas sentem de forma precisa**. *E quando a verdade*

---

[45] TONIN, Juliana. *Comunicação, Infância e Imaginário*. Porto Alegre: Edipucrs, 2022.

> *é dolorosa para os próprios pais, é preciso sempre dizer alguma coisa que está no **caminho da verdade**[46]. (2002, p. 13-22)*

– Algo que está no caminho da verdade? A tríade do Caminho, da Verdade, da Vida?

E podemos incluir também a tríade jornalística da "verdade, veracidade, precisão". Françoise Dolto percorria trilhas de uma comunicação existencialista, dedicando atenção plena à produção de informação humana, de palavras. Também já parecia saber que a comunicação é da ordem da encruzilhada, pois reverbera em tudo, somatiza no corpo, na cultura, no social, no espírito desejante, auxiliando os pais a atingirem essa compreensão. Na prática, poderia receber o mérito de ter semeado uma comunicologia.

– Mas isso é uma revolução!

Qual?

– A da criação de uma consciência pessoal e coletiva de ser **adulto, inteiro, no presente**.

Uma visionária! Embora se possa considerar que Françoise promoveu transformações nas relações entre adultos e crianças, ou melhor, no olhar que adultos conferem às crianças, tudo isso parecia ser fruto do trabalho feito com os próprios adultos. Françoise busca **qualificar o olhar, a escuta e a emissão** feita por eles, auxiliando o adulto a ser, de fato, um adulto diante de uma criança. Lembremos: Flusser já havia percebido a necessidade de uma nova imagem do ser humano. A comunicologia reavivada, por intermédio de princípios

---

[46] A partir de situations de la vie de tous les jours, l'importance de parler juste aux enfants de leurs perceptions, parce que 'mettre des mots sur ce qu'on éprouve, aussi bien dans la tendresse que dans la haine, c'est cela qui est humain". Il faut "parler juste aux enfants car ils sentent juste. Et quand la vérité est douloureuse pour les parents eux-mêmes, 'il faut toujours dire quelque chose qui est sur le chemin de la vérité".

doltonianos e de confirmações atuais, atesta que se faz necessária, sim, uma "nova imagem do adulto".

– Quais seriam as **confirmações atuais** depois de *Hiroshima*, *Auschwitz*... A Pandemia?

Também. Mas ela aconteceu lá em 2020/21. Agora, em maio de 2024, no vaivém nas linhas deste capítulo, levada por águas catastróficas das Enchentes do RS, as certezas estão atualizadas. Há uma crise. Única crise: humanitária. Às vezes ela se junta a outros termos, que até ocultam os sujeitos, tais como crise climática, por exemplo.

– O clima está em crise?

Não. Há uma crise dos sujeitos. É a crise do humano em suas relações: com eles mesmos, com os outros, com a natureza, com o dinheiro, com o poder, com suas responsabilidades... A reconstrução que se impõe no Estado do Rio Grande do Sul, é material, sem dúvidas. Mas a mudança profunda, cultural e social, só se dará por uma construção do humano: "todos sujeitos, inteiros, no presente, com escuta e adequadas palavras digiridas". No mínimo! Façanha que, se feita e bem-feita, poderia vir a "servir de modelo à toda Terra".

– Mas os adultos de hoje são as crianças de ontem. Eles cresceram sem a visão de serem sujeitos, inteiros, no presente e possuem marcas profundas disso, toda sorte de traumas e desvios de condutas, por isso tantas sub crises... É complexo!

Il faut essayer! Há uma urgência de ressignificação da mentalidade do que é ser adulto. E há de se conter a crença de que crianças não sabem ser crianças, mas que adultos sabem ser adultos.

– Mas quem acreditaria na fórmula em que uma criança, vista com objeto, tábula rasa, ser-em-devir, resultaria num adulto sábio, sujeito, inteiro, no presente?

Todos nós acreditamos, e por muito tempo. É uma falácia. E diversos pensadores refletem sobre os níveis de adultez das pessoas adultas nas sociedades contemporâneas. Bem complicado.

– Imagina: E se interagir de forma qualificada fosse hegemônico, se as pessoas sentissem confiança de estarem umas com as outras, o sangue invisível da afeição, desde criança até a vida adulta?

Ah! Seria o piquenique da humanidade!

– Poliana!

Zombe do quê e da forma que quiser. Nada impedirá de direcionar o barco da comunicologia para esse destino.

– Mas cada um é livre!

Livre até que a água bata no pescoço. Chega!

Catherine Dolto inicia a conferência pela TV ISSY[47], com uma frase de Jacques Brel, cantor e compositor francês, dirigida para toda a França, pela rádio, em 1.º janeiro de 1968:

– *Desejo que vocês sejam sempre vocês mesmos, confiantes de serem felizes, pois **a felicidade é nosso destino verdadeiro**.*

Recomenda-se a leitura da versão completa[48]. Catherine conta que Veldman, pai da *Haptonomie*, acreditava que um sábio que não se ocupasse da felicidade humana não poderia ser considerado de fato um sábio. É preciso ser um sujeito, e também desejar ir além. Mas ela sabe que o próprio título de sua conferência "Bonheur en

---

[47] ENTRETIENS D'ISSY (ISSY TV). *Le bonheur en famille avec Catherine Dolto*. Disponível em: https://youtu.be/0TlGFk49zFY?list=PL5GJRIiOjSW6NnbUYy-Vg_yvWs_0U-je34

[48] Je vous souhaite..., les rêves de Nouvel An de Brel. Disponível em: https://www.aime--vis-danse.be/voeux-reves-jacques-brel/

famille", (felicidade na família), por exemplo, pode representar uma certa idealização.

> — *A família e sua estrutura mudam de tempos em tempos e também é um lugar de violências.*

É o que pondera. Contudo, destaca que nós, os humanos, somos os únicos mamíferos que precisam de ninho por longo período de tempo, somos gregários: "O início da vida diante de uma grande dependência e insegurança: será que vou sobreviver? Será que vão se ocupar de mim? Será que vão me alimentar? Tudo isso deixa um traço profundo de necessidade de lugar de acolhimento, de proteção, de segurança, de cuidados". Viver com os outros é inerente e intrínseco ao humano.

> — *Então, como conciliar essas duas entidades, a felicidade e a família?*

Catherine atiça. Reflete que em nenhum outro momento da história da humanidade os ocidentais tiveram tantos meios para ser felizes: ofertas de instrução, comunicação, possibilidades de conforto de vida maior do que antes... Mesmo assim, o que se vê são seres pouco talentosos para a vida em grupo e para a felicidade. Mesmo que a vida em grupo seja difícil, acredita que temos de nos interrogar, e não apenas na esfera política, pois é um problema que diz respeito ao **futuro de todos nós**.

> — *As crianças são muito inteligentes e criativas. Não canso de ser surpreendida diariamente por sua inteligência. Mas, o que fazemos com isso? Chegamos ao ponto de testemunhar o devir de um adulto que não sabe viver em grupo, não consegue encontrar seu próprio caminho... E nós fomos feitos para a vida em grupo*[49].

---

[49] ENTRETIENS D'ISSY (ISSY TV). *Le bonheur en famille avec Catherine Dolto*. Disponível em: https://youtu.be/0TlGFk49zFY?list=PL5GJRIiOjSW6NnbUYy-Vg_yvWs_0Uje34

Felizmente Françoise Dolto parece ter conseguido oferecer a si mesma, à pequena Françoise Marette, uma continuação de sua inteligência e criatividade, eternizadas. Para Catherine, o desvio de rota, resultado mais comum de se ver, deve-se ao fato de vivermos em uma época de múltiplas crises: "social, econômica, ecológica, e das relações interpessoais". Esta última é, de certa forma, mal conduzida pelo progresso técnico recente, avalia: "Nossa maneira de comunicar mudou, vemos com frequência as pessoas que preferem enviar um e-mail do que bater à porta do seu vizinho do outro lado do corredor". Para ela, nos agarramos à tecnologia por **medo das interações pessoais**. E contamos com dicas de felicidade por todos os lados, mas o que se percebe são pessoas sem tempo para si e para o outro, vivendo apressadas, num grande **sofrimento de dispersão**.

> *– Cada vez que evitamos de nos falar, regressamos um pouco em humanidade.*

Decreta.

> *– Estar presente é um ato.*

Assina.

É. O legado doltoniano transcende as dolto. Parece ser um "conhecimento comum" de um reino muito muito distante...

É fácil de identificar que interagir naturalmente, hoje, expõe alguns amálgamas desencorajadores do ser, mais acentuados conforme a cultura:

Comunicação → expressão → espontaneidade → ausência de filtro para as palavras.

Sem dúvidas, isso **produz medo** das interações.

> *– Mas os "filtros" para as imagens nunca faltam! Todo mundo sempre lindo.*

Há um bocado de contradições naquilo que o ser humano é capaz de manifestar. No âmbito das palavras, além do problema da desinformação, muitas atitudes e condutas são desencorajadoras, rudes, hostis, vulgares, o que pode ser visto por todos os lados. Não?

| – Às vezes parece até que os humanos odeiam os humanos...

Exatamente. Por conta disso, pelo ocultamento do desejo de ir além de si, é bem complexo ter de assumir e administrar a afirmação, generalizada, de que todos são "sujeitos, inteiros, no presente".

| – Mas poder falar o que quiser, xingar, ofender livremente se for preciso, em "praça pública", não seria exercício do direito à livre expressão?

Ojalá! Devemos sempre ser livres para expressar nossas ideias!

Mas uma coisa é a ideia. Outra é a roupagem que escolhemos dar a ela. E ainda outra é saber discernir se é, de fato, uma ideia. Mais outra, por fim, é decidir se precisa ser compartilhada. O que se vê, no fundo, é a repetição de uma espécie de "padrão de grosserias", culturalmente partilhado, sob um verniz de liberdade de expressão de **palavras mal dirigidas**.

| – E a cultura do cancelamento, tem a ver com isso?

Pare! Não podemos perder o fio. De toda maneira, tem tudo a ver. Isso acontece quando uma pessoa acredita que o outro é um **objeto**, de uma forma ou de outra. Mas, veja: não se trata de uma pessoa, duas, três. Há o termo antecessor da expressão, autoexplicativo: **cultura**. E Flusser já havia assumido, lembra-te bem sempre, que a comunicação é a infraestrutura da cultura. E nós também.

E por conta da "orgia da liberação" expressiva (Baudrillard e suas belas expressões), da cultura do cancelamento, estoura mais um efeito direto, sombrio, para o qual muitos são convocados para o *front*. E lutam muito, no contrafluxo cultural, para conter esse efeito, que se dá através de uma verdadeira epidemia de *bullying* e *cyberbullying* entre crianças e jovens nas escolas, a "doença da palavra mal dirigida". São sintomas avançados de um "fale o que quiser, onde quiser, como quiser", que fermenta contextos de violências multimodais irrompidas pelo verbal, gestual, imagético, sonoro, para ficar apenas nos seus dutos linguísticos. Cabe reiterar o que já foi partilhado em outros textos, acerca dos dados que envolvem a prevalência de suicídio de crianças e adolescentes: conforme pesquisa de Mestrado da psiquiatra gaúcha Berenice Rheinheimer (2015): o *bullying* seria um dos fatores que mais influencia os pequenos a buscarem um **caminho contrário à vida**.

– Que horror! Ninguém pode usufruir de um direito que provoque a privação de outro!

A linguagem, nas interações, pode se configurar em arma letal, lenta e dolorosa. Por isso, assumir o sonho de qualificar as interações humanas rumo ao caminho, à verdade e à vida, pois "a felicidade é nosso verdadeiro destino", é oferecer alternativas para subtração de uma cultura comunicacional que potencializa isolamento, mentira e morte. Ou muitas doenças, desde as infâncias.

– Mas... e Françoise? Catherine? Perdeste o fio?

Viste como podemos ir aquém e além com o legado doltoniano, que as transcende? Nascido na infância de Françoise, ele permite perceber a engrenagem oculta em muitos fenômenos comunicacionais contemporâneos, bem exacerbados, que provocam sofrimentos nas crianças. Para tentar minimizar esses sofrimentos, Catherine conta que teve oportunidade de dizer a dois presidentes franceses, Chirac e Hollande, que investimentos massivos em torno da chegada do ser humano ao mundo, que envolve a gestação, o nascimento e toda a primeira infância, possibilitam "**economias fantásticas**": "**menos psicoterapia, menos medicação, menos fracasso escolar, menos depressão pós-parto, menos interrupção do trabalho, menos vio-**

lência social". Ela acredita na oferta de todos os tipos de competências para promover algo que, estruturalmente, "**melhore a condição da vida humana, desde sua concepção**"[50]. E mais uma das competências que oferece é a de orientar crianças e pais de diversas formas, com premissas doltonianas, como escritora.

Algumas *ideias-força* de Françoise Dolto saltam aqui e acolá em seus documentários e livros. Elas complementam e reforçam o **esteio triádico comunicológico** já mencionado, das três principais *ideias-força*, consideradas como matriz matricial: (sujeito, escuta, palavra). São suas *sub-ideias força*, vejamos algumas:

1) **Sujeito**

O bebê é um ser humano, esquecemos disso porque ele é pequeno.

A criança está em pé de igualdade com o adulto, tem direito ao mesmo respeito. Não podemos dirigi-la, impor-lhe coisas, devemos ter o mesmo rigor, respeitá-la, deixá-la fazer seu caminho, tanto quanto um adulto.

Uma criança deve ser tratada como um cidadão, na vida cotidiana, qualquer que seja sua idade.

A criança acredita que os adultos têm todos os direitos sobre ela, de vida e de morte. É preciso dizer a elas que os adultos não os têm.

2) **Escuta e Intenção**

Qualquer pessoa, desde a sua concepção, já é um ser de linguagem e de comunicação.

Na maior parte das vezes, o que há é uma necessidade de comunicação que não foi compreendida, e não é culpa de ninguém.

O bebê escuta as vozes, há um diálogo corporal e linguageiro com o feto no útero.

---

[50] Idem.

O bebê chega num mundo de linguagem. Percebe com todos os seus sentidos o que o entorna.

As crianças estão sempre atentas, escutam tudo.

Diante da criança, não há bem nem mal, é preciso superar essa dualidade para conseguir compreender o desconforto da criança.

O que um adulto pode considerar um detalhe deve ser tomado como verdade, como algo importante, pois, para a criança, não é um detalhe.

Somente aquele que sofre deve vir falar de seu sofrimento. Se a criança diz estar bem, e os pais dizem que não, são estes que precisam de alguma orientação/encaminhamento, pois o sofrimento está neles.

3) Palavras Dirigidas

Todas as palavras entram no tecido do corpo, que se desenvolve todos os dias.

Para o ser humano, a palavra que dirigimos a ele é o melhor meio para que organize o que percebe.

Existem palavras perigosas, que machucam, mortificam, são hipnotizantes, aquelas que desvitalizam, freiam a motricidade da criança, ameaçam: ("Tais-toi, tais-toi! Attends, attends!") (Cale-se, cale-se! Espere, espere!)

Um bebê demanda tanto de linguagem como de leite. A criança pequena tem uma "voracidade de linguagem". O abrir a boca de um bebê pode não ser interpretado apenas como necessidade de alimentação, mas como um apelo para receber comunicação.

Não há uma língua de bebê, imbecilizante, fala-se com bebês normalmente, como pessoas.

As crianças têm direito à verdade. Uma verdade dolorosa pode não ser dita inteiramente, mas se deve dizer algo no caminho da verdade.

Não-ditos são vulnerabilizantes. Mesmo quando o adulto não sabe dar uma resposta, ou se incomoda com a pergunta da criança, é preciso afirmar a ela o seu direito de perguntar. E dizer como se sente com a pergunta, buscando informações ou auxílio para responder em outro momento.

Jamais se deve identificar o sujeito com seu ato: "Eu não estou chateada contigo, estou chateada com o que tu fizeste".

– Mas então ela foi muito, muito além de dizer que o bebê era um sujeito e não um tubo digestivo!

Desde bebê. E vai tão além que ainda vive, pelo legado encorajador, em Catherine, a Dolto que agora, e aqui, como **própria voz que porta uma palavra**, será escutada através da coleção *Mine de Rien*.

– *Vou virar um ancestral, hein? Tenho uma família grande, muitos netos, e isso vai se esparramar pelo mundo, a minha família se ampliou, se tornou, através da vida cultural, da música, se tornou uma coisa ampla, não é só minha família, é uma família nacional, uma família até internacional, eu acho que o legado é esse*[51].

Gilberto Gil, cantor e compositor brasileiro, faz essa reflexão sobre sua vida, aos 80 anos de idade. Considera que os caminhos de sua influência se dão por "por osmose, espiritual e transbiológica", diante da qual toda a humanidade se torna herdeira de "alguma coisa que já foi medrada e cultivada". Também podemos pensar assim sobre a pequena Françoise, que seguiu viva na grande, atravessou gerações e fronteiras, irradiou um saber já sabido, e faz olhar para o humano em seu aquém, aqui e além, universal e atemporalmente.

– *Françoise Marette: entrée désespérée. Françoise Dolto: sortie joyeuse.*

---

[51] RODA VIVA (Roda Viva). *Entrevista com Gilberto Gil*. Disponível em: https://youtu.be/6cmRKAvWh0M

Era o que Françoise recomendava que estivesse escrito em sua lápide. "Françoise Marette, entrada desesperada, Françoise Dolto, saída alegre". É impossível separar Dolto dela mesma e de nós. Por isso, o pecado premeditado parece ter sido absolvido pelo seu próprio fracasso.

Mais do que palavras, dicas, pistas comunicacionais, a soma de forças doltonianas atua por acionamento de gênese matricial das interações humanas que todos nós, no fundo, já sabemos. Lembremos! Essa é a fonte originária dos pilares da "caloura" comunicologia, assentada em lembranças longínquas de caminhos, de verdades e de vidas, unidas, numa equação de transmissão que faz "**o sonho de toda gente**" manter-se vivo no "**sonho de cada um**".

MINE DE RIEN! UMA COMUNICOLOGIA UNIVERSAL E INTERGERACIONAL

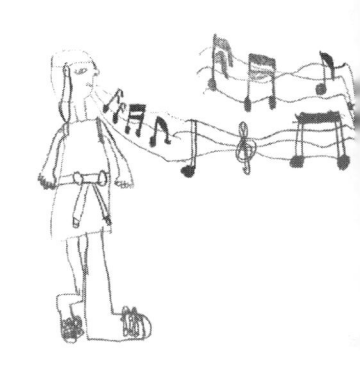

— **Minha nossa!**

Talvez esta seja uma forma adequada de traduzir a expressão idiomática francesa, *mine de rien*, no contexto da coleção escrita por Catherine Dolto e Colline Faure-Poirée.

A expressão evoca, na cultura francesa, uma espécie de "efeito surpresa", de algo que não se esperava, que acontece ou se percebe por acaso, sem querer, na vida cotidiana. Um exemplo disso poderia ser: ao sair de casa, com a impressão de que está frio na rua, percebe-se que está, de fato, quente.

Mine de rien! Il fait chaud!

Minha nossa! Está calor!

Poderia ser dito. Ganharia mais nuances em outros exemplos, mas, de forma geral, representa algo simples, que surpreende.

> — **Minha nossa**, *a vida dos pequenos é uma aventura apaixonante, rica em primeiras vezes, em descobertas, em sentimentos intensos. A coleção Mine de Rien os acompanha,* **se dirige às crianças, seus pais e aos adultos de referência que estão em seu entorno**. *Pelos desenhos de Robin, tão alertas e ternos, ela* **coloca em cena situações da vida cotidiana**, *mais próximas das crianças.*

> *Catherine Dolto, acompanhada de sua editora e cúmplice, Colline Faure-Poirée, aporta seu saber único no domínio da infância, e aparece no fim das obras na figura de Dr. Cat, que se dirige às crianças como se estivesse em seu consultório médico. Ela **coloca em palavras aquilo que agita o mundo dos pequenos, aquilo que os perturba e inquieta**. Ela adora dizer: "quando compreendemos melhor, crescemos melhor[52].*

Este texto explicativo, escrito na contracapa do volume 86 da coleção, sob o título *Qui commande?* (Quem manda?/ 2022), permite a percepção do tom despretensioso na abordagem da *Mine de Rien*: uma companheira.

Colline explica que a coleção está sempre em evolução, crescendo à medida em que ela e a própria Catherine crescem também. A opção por evocar a figura de Dr. Cat foi para situar que, mesmo se a escrita e a produção de imagens são realizadas em dupla, a inspiração vem dos atendimentos a crianças feitos diariamente por Catherine.

> *– A coleção muda porque o mundo muda. Muitas mudanças aconteceram nos últimos anos. As crianças não são as mesmas, tampouco os pais. E a ideia de assinatura de Dr. Cat, dada por Colline, foi genial, pois quando nos dirigimos de forma generalizada a um grupo generalizado de crianças, **temos de ter muita atenção ao que dizemos, ao que fazemos**. E quando, nesta ficção, posso me endereçar*

---

[52] *Mine de rien, la vie des petits est une aventure passionnante, riche en premières fois, en découvertes, en sentiments souvent intenses. La collection Mine de rien les accompagne, s'adresse aux enfants, à leurs parents et aux adultes référents qui les entourent. À travers les dessins de Robin, si alertes et tendres, elle met en scène des situations de la vie quotidienne, au plus près des enfants.*
*Catherine Dolto, accompagnée de son éditrice complice, Colline Faure-Poirée, apporte son savoir unique dans le domaine de l'enfance, elle apparaît en fin d'ouvrages sous les traits de Dr Cat et s'adresse aux enfants, comme si elle était, en face-à-face, dans son cabinet de médecin. Elle pose des **mots sur ce qui agite le monde des petits, sur ce qui les trouble et les inquiète**. Elle aime dire: "quand on comprend mieux, on grandit mieux.*

a uma criança específica, posso dizer coisas mais nuançadas ou mais profundas, isso é muito importante[53].

Catherine complementa Coline. Dr. Cat surge no final de alguns dos livrinhos, após a finalização da narrativa, apenas em volumes mais recentes da coleção. De 1980 até hoje, foram publicados 88. Catherine busca escrever sobre as experiências das crianças, tudo aquilo que se apresenta como questão para elas, suas primeiras vezes, os silêncios, as situações inéditas, os não-ditos, tudo para esclarecer, explicar, partilhar aquilo que deve, no fim das contas, ser dito. Os temas variam desde família, vida social, corpo, saúde, cidadania... Alguns exemplos de títulos (traduzidos dos originais em francês): *A família, Os pais, As mães, Os irmãos e irmãs, Os amigos de todas as cores, Somos adotados, Viver sozinho com papai ou mamãe, Os pais se separaram, Viver com uma pessoa deficiente, Os gêmeos, Se a gente falasse sobre a morte, As mentiras, Os segredos, Dizer não, Obedecer e desobedecer, Quem manda?, Interdito na família, A timidez, As telas* e *Protejamos a natureza*.

Vinte exemplos de oitenta e oito.

— Cada livro permite que se **estabeleça um diálogo entre as crianças e os adultos que estão em seu entorno***. Mine de Rien traduz em palavras as situações mais diversas da vida das crianças, mais graves ou mais leves: uma tristeza, uma alegria, um encontro, raiva, ciúmes, mudanças, separações difíceis, entrada na creche, ao jardim de infância, aos mistérios do corpo, às doenças, ao crescimento, aos medos... Tudo aquilo que de fato acontece, que muitas vezes* **carece de esclarecimento**, *tudo o que devemos falar, absolutamente.*[54]

---

[53] Gallimard Jeunesse (Gallimard Jeunesse). *Naissance de la collection Mine de Rien*. Disponível em: https://youtu.be/Gyg79-H1ZyE

[54] CONSEILS DE LECTURE. *Aider les petits à mettre des mots sur ce qu'ils ressentent avec Catherine Dolto*. Gallimard Jeunesse. Disponível em: https://www.gallimard-jeunesse.fr/conseils-de-lecture/aider-les-petits-a-mettre-des-mots-sur-ce-qu-ils-ressentent-avec-catherine-dolto.html

É a forma através da qual a Gallimard-Jeunesse publiciza a coleção *Mine de Rien*. E nenhum desses livrinhos foi traduzido no Brasil... Ainda.

Um dos sonhos quase secretos deste livro, de introdução a uma comunicologia doltoniana, é o de mobilizar sua tradução. Ao longo do ano de 2022, em contato com Catherine Dolto, entusiasta da ideia, viu-se que o horizonte de concretização desse sonho ainda é deserto. O projeto, pelo mérito, recebeu diversos estímulos, apoios morais, intelectuais, vários agentes tiveram acesso à intenção de publicação e mobilizaram diferentes tipos de aporte ao projeto, menos o essencial: **o financeiro**. Os custos de edição, mesmo contando com o interesse da autora em facilitar o processo dos direitos autorais, superaram a casa dos cinco milhões. Isso expôs a dificuldade de muitas editoras para sustentar apostas editoriais dessa envergadura, além de outras implicações que envolvem livros, leitura, leitores, literatura e infâncias nos tempos atuais.

Jaqui Zieler, uma das profissionais que atua com o acompanhamento perinatal na Fundação CreaVida, com mais de 20 anos de atuação na Argentina, em aproximação promovida por Catherine Dolto, compartilha o desejo de traduzir a coleção em espanhol. Porém, a viabilização do financiamento também parece impedir essa realização por enquanto.

Conforme o censo demográfico divulgado pelo IBGE em 2022, o Brasil, em seus 27 estados e 5.570 municípios, conta com 18.117.158 crianças de 0 a 6 anos, correspondendo a 8,92% de sua população. Calculando o investimento que seria necessário, por criança, para que usufruíssem da coleção *Mine de Rien* em português, por exemplo, sob guias mestras do orçamento previsto ainda em 2022, seria necessário em torno de R$ 0,27 (vinte e sete centavos) por criança. Um investimento baixo, se vinculado a bases de indicadores de "economias fantásticas" em diferentes âmbitos, como já citamos. Mas, o quanto estamos dispostos a investir em mecanismos/ferramentas/instrumentos de prevenção, a partir da ótica da economia? Lembremos do projeto de Françoise, o da *Maison Verte*, e da consciência de que a perspectiva da prevenção é, de fato, desacreditada. Ainda entranhada nos inumeráveis impactos das enchentes de maio de 2024 aqui no Sul do Brasil, algo se confirma nesse sentido. Em matéria publicada pelo *Jornal Matinal* de Porto Alegre no início de junho, é possível saber que os cálculos de tudo aquilo que teria sido preciso investir para prevenção das catastróficas consequências da enchente (estruturais, de manutenção de diques, comportas, casas de bombas...) representariam em torno de 5% do total avaliado para cobrir as contas da imprudência escancarada. Pagar para ver custa caro.

— Minha nossa! Perdeste o fio!

Não! Perdi a paciência. Ter de sair de casa e da cidade por solicitação de evacuação do bairro, ficar sem luz, água, internet, ter de interagir com um novo vocabulário do dia para noite:

— *A água já chegou aí?*
— *Aquele bairro já está embaixo d'água?*
— *Alguém pode resgatar minha família, estão no telhado!*
— *Precisamos de um helicóptero, há um bebê de 4 meses esperando por resgate há 4 dias! Enviem um helicóptero! Criança é prioridade absoluta!*
— *Estamos isolados e perdemos a comunicação!*
— *Abrigo abrindo aqui, gente, precisamos urgente de roupas, comida e água, o pessoal chegando com a roupa do corpo, e encharcada!*
— *Criança desaparecida!*
— *Essa criança se perdeu da família!*
— *Aulas canceladas em todo o estado, rede pública e privada!*
— *Evacuaram o Hospital!*
— *Olha! Jacaré no Menino Deus!*
— *Gente, ajudem a convencer minha avó, ela não quer ser resgatada de barco, está na janela!*
— *Meu irmão está pedindo resgate, contato de jet ski?*

— *Salvem o Caramelo!*[55]
— *Peça a eles que coloquem um pano vermelho na janela, o barco está indo!*

A mais ouvida:

— *Perdi tudo na enchente.*

Ficar sem aeroporto internacional por, no mínimo, seis meses por conta das águas desastrosas que o invadiram, é um fato que ajuda a ilustrar a magnitude dos impactos de tudo aquilo que o estado vai precisar suportar e fazer para se reerguer, se é que já parou de cair.

— Culpa da natureza selvagem!

Perdeste o fio?
Durante os dez primeiros dias das enchentes, por conta da atuação pela Rede Estadual pela Primeira Infância do Rio Grande do Sul (Repi-RS), formalizada em 24 de novembro de 2023, na qual se integram mais de 15 organizações ligadas à Saúde, Educação, Assistência e Comunicação, foram mobilizadas ações, ou melhor, reações para dar suporte a diferentes atores que estavam no *front*, diretamente envolvidos com crianças e adolescentes. Diferentes tipos de apoios e de materiais orientadores foram produzidos e compartilhados com urgência.

Com apoio da Rede Nacional pela Primeira Infância (RNPI) e de suas organizações membro, bem como da Rede Recria (Rede de Pesquisadores de Comunicação, Infâncias e Adolescências) e de um de seus grupos integrantes, o Sinestelas, da Universidade de Juiz de Fora, Minas Gerais, a Comcrianças: comunicação em conexão com as crianças, iniciativa de minha fundação, que compõe o Grupo Diretivo da Repi-RS (2024-2026), somou forças para apoiar as infâncias e adultos atingidos pelas enchentes. Dentre as diferentes ações,

---

[55] Um cavalo que se refugiou da enchente no telhado de uma casa, gerando comoção midiatizada.

produzimos um audiovisual, vinculado à pesquisa que inspira a escrita e publicação desta introdução a uma comunicologia doltoniana, chamado de *Palavras e Imagens que dão medo*[56].

> *– Nas tragédias, as atividades oferecidas para as crianças devem ser um escape, assim não revivem a dor. Não se pode cutucar a ferida, elas precisam fugir um pouco disso...*

Diante de um generalizado senso de desorientação, de situações de crianças resgatadas, desaparecidas, desacompanhadas da família, em fase de abrigamento, sem escolas, e de adultos com múltiplas dificuldades, alguns deles repassando recomendações aleatórias como a exemplificada acima, que pretendia chamar a atenção para a não utilização de livrinhos sobre o tema das chuvas com as crianças...

> – A tal da desinformação!

... um dos materiais produzidos foi justamente para "apontar um norte" nas interações dos adultos com as crianças sobre as enchentes, pautada na "estreante" comunicologia doltoniana. A visão ilustrada acima, mais comum e naturalizada do que se imagina, diverge dos princípios aqui propostos, pois cerceia a dimensão do diálogo, da interação humana com crianças num círculo de giz com ares "psicologizantes", implicitamente ameaçadores: falar com as crianças pode gerar e aumentar traumas.

> – Não seria uma espécie de abuso intelectual?

Informacional com certeza é. Sim, é preciso **saber dialogar**. E compreender o papel, a força, o sentido e também os contextos de atuação do campo da psicologia no trato do sujeito e de suas relações.

---

[56] ComCrianças (REDE RECRIA). *Imagens e palavras que dão medo*. Disponível em: https://www.youtube.com/watch?v=RnZMTLwIVpU&t=1s. Divulgado via Instagram da Rede Recria, em Colab com Sinestelas, RNPI e PIM (Política Pública Intersetorial de Promoção do Desenvolvimento Integral na Primeira Infância).

Mas sem esquecer que a comunicação é campo vizinho, da ordem da encruzilhada, e requer múltiplos outros campos em atuação simultânea, cada um com seu olhar e contribuição específicos. Ao que tudo indica, a atuação de Françoise e Catherine auxiliam justamente para esse aprendizado, a partir de uma reavaliação de práticas de diálogos nas interações adulto-crianças. Pois qualquer adulto, em tese, deveria ser capaz de dialogar e promover esclarecimentos adequados para as crianças e jovens.

> – Deixa ver se entendi: As crianças estão vivendo na pele o evento trágico das enchentes. Ouvem e veem os adultos manejando, apavorados, a situação. Estão em contato com televisão e dispositivos tecnológicos, que mostram imagens e notícias sobre o fato a todo momento, durante semanas. Mas, segundo um tipo de visão circulante, de forma generalista e descontextualizada, os adultos seriam aconselhados a não falar com elas a respeito disso no cotidiano, nem por literatura direcionada, mesmo numa enchente de quase 30 dias de duração contínua, pois "cutucaria um… **trauma**"? O que seria, por quais motivos e quando se instalaria o trauma? Adultos de confiança, silenciados diante das crianças sobre o evento vivido diariamente diante dos olhos de todos, não poderiam ser eles mesmos, e por esta razão, potencializadores da resultante trauma?

Escuta-me bem:

> – Não terminei! Por acaso isso não poderia ser chamado também de censura?

Por sorte, muitos gestores municipais e escolares adotaram materiais diversos e se sentiram apoiados com orientações que, de fato, apoiam as crianças. O audiovisual *Palavras e Imagens que dão medo*, baseado em um dos livrinhos da *Mine de Rien*, o "Les mots et les images qui font peur", voltado ao diálogo com as crianças sobre eventos extremos, como atentados, terrorismo, por exemplo, é resultado da criação de uma versão adaptada de um dos livrinhos de Catherine, dedicado ao contexto emergencial vivido no Sul. Criado às pressas, serviu como "garrafa jogada ao mar".

> – *Mine de rien*! O inesperado!

As águas das interações não prometiam ser calmas, lembra-te? De forma reativa, "testou-se", concretamente, a literatura de Catherine. O resultado é o dever supremo de lhe agradecer, pois suas palavras são, de fato, precisas. Um dos testemunhos significativos acerca da circulação do vídeo foi a informação de que um dos municípios gaúchos, em reunião com as diretorias de suas 90 escolas da Rede Municipal para enfrentamento das consequências das enchentes, exibiu-o coletivamente para diálogo e reflexão.

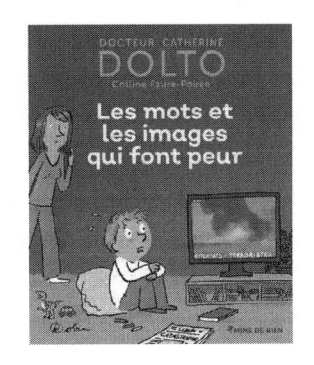

> – Água no parquinhoooo!

Muita. Jamais se imaginou que o quarto capítulo deste livro fosse inundado pelo mundo da vida. Diante dos acontecimentos, trazê-los à tona é uma escolha não planejada, mas consciente, que talvez pudesse ser chamada de dever, e supera a oferta de uma análise seca. Lançar-se sobre as águas das interações humanas é ver-se, também, engolido por elas. Abrigada numa *maison jaune* (casa amarela) de uma Ilha, que se diz mágica, nos dias de espera para avistar água desaparecida, do chumbo reluziu o ouro, unindo teorias, práxis, biografias, experiências da vida cotidiana e escrita em andamento.

> – Quanta encruzilhada!

> – *Não, o autêntico pesquisador, aquele que verdadeiramente manifesta o desejo de encontrar, não deveria esposar doutrina alguma. Em compensação, aquele que já encontrou poderia admitir todas as vias, todos os fins.*

Michel Maffesoli, em seu *Conhecimento Comum, introdução à sociologia compreensiva*, lança mão da voz de *Siddhartha*, de Hermann Hesse, para desvelar que, no fundo, em todo caminho, inclusive o científico, há uma pluralidade de razões e de vias. Difícil é admitir.

A riqueza da experiência social, para um pesquisador do social, inclui um "pôr-se a caminho", pois "é preferível compreender, em sentido estrito, os entrecruzamentos de paixões e razões, de sentimentos e de cálculos, de devaneios e ações, aos quais se dá o nome de sociedade" (MAFFESOLI, 2008, p. 147).

O fato é que o livrinho, em audiovisual, parece ter ajudado mesmo. Mostrou o quanto o tema é transversal na vida humana, e que adultos e crianças aprendem com ele.

O plano inicial deste capítulo também não previa a oferta de análise da integralidade da coleção. Isso porque, quando se faz pesquisa, basta a seleção de *amostra* ou *corpus* representativo, de pessoas ou materiais, bem justificada. E crer, morinianamente falando, que a parte está no todo e o todo está na parte.

| – Por que pesquisar é um ato de fé?

Também. Mas sobretudo porque muitas de nossas experiências são mais universais do que pensamos. A premissa do isolamento colabora para que adotemos um modo de viver, de pensar e de sentir individualizados. Embora não pareça, viver vai além da ordem do *um*. E a ciência se apresenta como uma possibilidade para se identificar universalidades presentes nas particularidades.

Nove livrinhos de minha biblioteca pessoal foram selecionados para a análise, o que representa em torno de 10% da coleção.

| – Qual critério?

São eles:

La famille (A Família, 2005)

Vivre avec un handicap (Viver com uma pessoa com deficiência, 2008)
Des amis de toutes les couleurs (Amigos de todas as cores, 2009)
Obéir Désobéir (Obedecer desobedecer, 2019)
Qui commande? (Quem manda?, 2022)
Harcelés Harceleurs (Agredidos e agressores, 2019)
Les écrans (As telas, 2019)
Prêter (Emprestar, 2016)
Ça fait du bien (Isso faz bem, 2021)

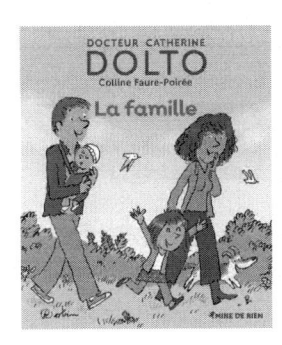

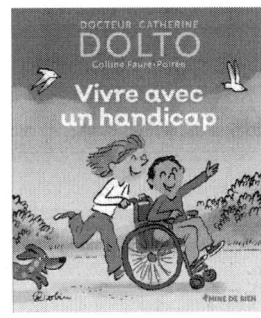

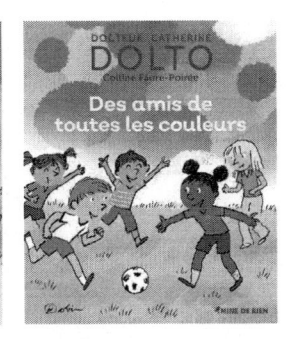

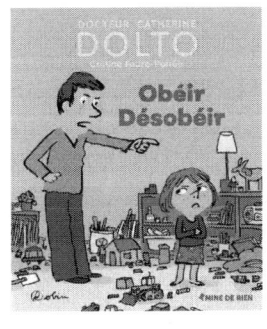

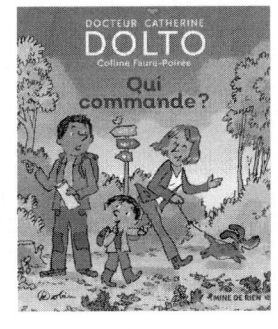

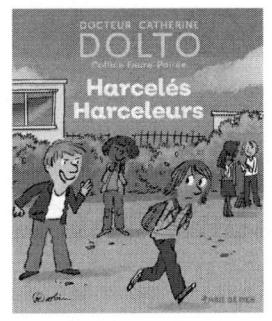

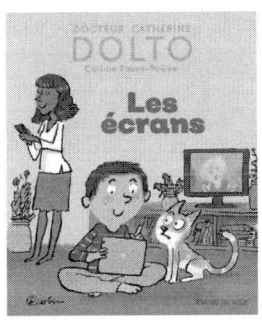

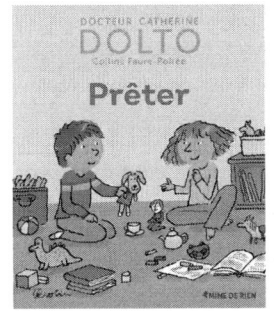

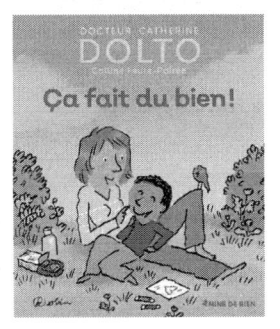

Todos abordam temas relevantes e frequentes nas pautas das famílias, das escolas, da sociedade em geral: relações familiares, diversidade e inclusão, disciplina, *bullying*, uso de dispositivos digitais, somados a algo simples, bem comum na vida das crianças, o empréstimo de objetos pessoais. Incluiu-se, também, um livrinho dedicado a coisas que fazem bem, pois muitas vezes esquecemos de valorizar, ou mesmo apontar, para aquilo que é, de fato, bom.

O critério foi, acima de tudo, pluralista, apaixonado e intuitivo. Diante de tantos temas e volumes, e como admiradora da coleção, convicta da pertinência de cada um deles na vida das crianças e adultos, pinçar e aglutinar alguns é, no fundo, mais subjetivo do que objetivo. Não se trata da eleição do melhor *corpus*, ou do mais correto, do mais verdadeiro, nem do mais verdadeiro que verdadeiro. Com uma nova imagem do humano, há de surgir uma nova imagem do fazer ciência também, que é, admitamos, feita por humanos.

Maffesoli evoca um texto do astrofísico D. Eddington, sobre o quanto passar pela porta para entrar no quarto pode ser complicado (2008, p. 79-80):

> – *De saída, devo lutar contra a atmosfera, que faz uma pressão equivalente a 1kg sobre cada centímetro quadrado de meu corpo. Em seguida, é preciso aterrissar sobre uma prancha que voa em torno do Sol a uma velocidade de 30km por segundo; e basta uma fração de segundos de atraso para que a prancha fique a milhares de quilômetros de distância... Além disso, a prancha não é feita de matéria consistente. Firmar-se sobre ela equivale a pôr o pé sobre um enxame de moscas. É bem verdade que é mais fácil para um camelo passar pelo fundo de uma agulha do que um físico transpor a soleira de sua porta.*

Há uma impossibilidade de viver(-se) unicamente em função de preocupações ou representações científicas, conclui Maffesoli. E defende que, algumas vezes, a força do esquecimento pode ajudar a simplesmente... Existir. O raciocínio, a razão exacerbada mostra, por ela mesma, sua fragilidade. Experiências comuns podem ser lembradas enquanto tal, antes que se tente "encetar a epistemologia da sociologia", como escreve.

Mas seria possível dizer assim: que o *corpus* se originou de uma classificação preliminar dos livrinhos, aproximados por similaridade, e que disso emergiram **seis possíveis categorias gerais** (Vínculos, Comportamento, Disciplina, Sentimentos e Emoções, Vida em Comum, Diversidade e Inclusão). De dentro delas, foram extraídos alguns, representativos, para o olhar da lupa. O "número mágico" ao qual se chegou a partir disso foi de nove livrinhos, que representam o percentual de 10% da coleção. Isso confere significativa probabilidade de se evocar "ideias-tipo", desvinculando a análise de uma natureza quantitativa, que poderia vir a resultar num mero "falar mais do mesmo".

| – Ah! Verniz de rigor científico? Ponha-se a caminho!

Alto lá! De forma alguma se está desqualificando qualquer rigor, cuidado, científico, ou melhor, metodológico. São essenciais. A única intenção é de assumir, e sempre lembrar, de que não são exclusivos. É preciso dar voz e vez à "razão sensível", que derrete os escudos que separam procedimentos de vivências. Ao menos por aqui.

E ainda é preciso justificar que a cronologia da publicação foi um critério desconsiderado em termos de referência para análise, embora seja significativo para se identificar elementos de uma evolução da coleção, por exemplo.

A técnica para a análise poderia se inspirar na *Análise de Conteúdo*, ou mesmo na *Análise de Discurso*, mas se pretende operar apenas como "leitura transversal". Sem definir categorias de análise *a priori*, diante das quais o texto teria de se curvar para filtros definidos de antemão, serão pensadas recorrências *a posteriori*, ou seja: aquilo que se aglutina e pode ser detectável a partir do que emerge da leitura.

| – Então seria um tipo de leitura flutuante, de cabeça vazia?

Depois de escrever todas estas páginas, é impossível dizer que a cabeça está vazia. No subterrâneo, ou subconsciente, ou subjetividade, ou imaginário do vivente e analista, encontram-se todos os caminhos pelos quais ele percorreu, nos capítulos precedentes de toda sua vida. Eles sempre vão atuar, mesmo em segredo.

O filósofo alemão Hans-Georg Gadamer, por exemplo, quando propõe o método hermenêutico para o exercício da interpretação, entende que entre o texto e o analista acontece uma "**fusão horizôntica**". Porque o texto, sozinho, nunca tem algo a dizer, ele não "fala". Se falasse, seria o texto mesmo, em si. Isso significa que não temos como contar com uma interpretação "correta em si", mas com uma fusão entre o texto e a situação interpretativa do intérprete. Contudo, ele decreta:

> – *O fato de que, em seu conhecimento, opere também o ser próprio daquele que conhece, designa certamente o limite do "método", mas não o da ciência ([1986] 2002, 709).*
>
> – Então é o sujeito a categoria *a priori*!

Sem exceção. Os nove livrinhos selecionados, desde o começo até o fim da narrativa, possuem 22 páginas, ou 11 pares. Cinco deles são de 17,5 cm de largura por 21cm de altura, e quatro de 16,5cm de largura e 17,5 de altura. Uma das diferenças mais evidentes em relação aos tamanhos é que os menores datam de publicação mais antiga e possuem diagramação fixa: textos na página da esquerda e ilustração na página da direita. Os maiores são mais recentes e empregam ilustração em ambas as páginas, que também recebem texto na esquerda, direita ou ambas, em menor número. São mais dinâmicas. A fonte do texto é grande e o número de linhas é baixo. Há uma predominância de até 5 linhas por página de texto, atingindo, no máximo e poucas vezes, 20.

Nas próximas páginas, cada um deles será oferecido à leitura, em uma tradução livre, omitindo ilustrações e eventuais fotografias das páginas internas dos livrinhos. A proposta agora é: ler. E entregar-se à deriva das próprias impressões.

A família

Cada criança nasce do amor de um homem e de uma mulher, **seu pai e sua mãe de nascimento.** Eles são seus pais. Em todos os lugares do mundo existem palavras doces para dizer papai e mamãe.

Todas as crianças **que têm o mesmo papai e a mesma mamãe** são irmãos e irmãs. Quando elas têm somente o mesmo papai ou a mesma mamãe, dizemos que eles são meio-irmãos ou meio-irmãs.

Mas é melhor dizer irmão ou irmã de mesmo pai ou mesma mãe.

Cada criança tem uma família mesmo se ela não a conhece. Uma família é como uma árvore, com suas raízes, seus galhos grossos e seus pequenos brotos.

Quando **a gente é criança** é importante escalar na sua árvore genealógica e ali **fazer nosso ninho**.

Nossos pais tem também seus pais, são os nossos avós. Os pais de nossa mãe são nossos

avôs e avós maternos. Os pais de nosso
pai são nossos avôs e
avós paternos. Os
pais de nossos avós
são nossos bisavós.

Os irmãos e irmãs de nossos pais
são nossos tios e tias. Os
filhos de nossos tios e tias são
nossos primos em primeiro grau.

Em todo mundo há
regras das famílias. A mais
importante de todas, é que
a gente **não tem o direito de casar,
mesmo que tenhamos vontade, com
nosso pai ou nossa mãe, ou com
irmãos e irmãs**.

Quando a gente não tem mais nossos pais de
nascimento, **podemos ter pais
adotivos e uma família de coração**.
na qual há **as mesmas regras**
que nas outras famílias.

Nossos pais serão nossos pais
para sempre, mesmo se
eles se separam, porque **a gente não se divorcia
dos nossos filhos**. Se os pais casam
novamente, a nova mulher ou o
novo marido se torna nossa madrasta
ou nosso padrasto.

Clarisse, a irmã de meu pai, se
casou com Henri que se tornou meu
tio por casamento e cunhado

de meu pai e minha mãe.
O irmão de meu avô é
meu tio-avô, mesmo que ele não
seja um avô. Nós adicionamos "avô"
para mostrar que ele está na árvore
genealógica **na mesma altura**
dos nossos avós.

Minha nossa, quando a gente conhece
bem as raízes de nossa família, **a gente
encontra melhor o nosso lugar e nos
sentimos bem**.

Viver com uma pessoa com deficiência

Cada criança é diferente das
outras crianças, mas algumas possuem
uma diferença que faz deles crianças particulares,
dizemos que tem uma deficiência. Quando há
uma criança com deficiência em uma família,
toda a vida doméstica é
transformada. **Cada um tenta ter
boas ideias para que a vida
seja mais fácil.**

Maria não enxerga, ela tem deficiência visual,
mas ela consegue se movimentar muito
bem dentro de casa, **ela
distingue melhor que os outros**
as vozes e todos os barulhos que
a entornam, ela adivinha aquilo que está perto
dela. Ela aprende a ler com a ponta
dos dedos letras em relevo: o
braile. **Quando a gente não vê
desenvolve todos os outros sentidos**,
a audição, o olfato, o paladar, o toque.

Julian não escuta, ele tem deficiência auditiva, e
isso é difícil. **Para estar conectado aos
outros, ele aprende a linguagem dos
sinais**, e também a leitura labial.
A gente também ensina a ele a dizer
as palavras. **Mais tarde, ele poderá,
quem sabe, falar assim se quiser.** Tudo
é mais complicado em casa,
os pais precisam cuidar muito
desta criança, e os
outros se sentem abandonados. Isso
pode gerar ciúmes.

Violeta será sempre pequena, mas
ele tem muitas ideias para ser tão
habilidosa como os outros. Ela é
alegre e mesmo um pouco "autoritária".
Com seus amigos na escola, **ela sabe dizer
que não é fácil ser pequena**
e que eles certamente não gostariam de ser
como ela, mas eles a amam
como ela é e não pensam mais
no seu tamanho. **Ela está muito aliviada
por poder falar sobre isso com seus amigos,
pais, e ela se sente mais forte
por enfrentar o olhar dos outros.**

Clara não pode caminhar. Ela
se movimenta numa cadeira de rodas,
mas diz que pode viajar
na sua cabeça. **Todo mundo gosta
de empurrar seu pequeno carro e ao
mesmo tempo ela aproveita para
ter grandes conversas com
seus amigos; ela adora isso.** Ela se banha
no mar com seus pais e seus

amigos, todo mundo a ajuda e todo mundo se diverte.

Teófilo vive um pouco num outro planeta, dizemos que tem autismo. Ele fala de maneira estranha, mas **tem um coração que ama como todo o mundo**. Ele não compreende tudo e pode ficar muito irritado quando não consegue fazer aquilo que quer, isso o deixa triste. A gente amaria muito compreendê-lo melhor e poder ajudá-lo.

Paul tem uma doença que a gente não conhece: **dizemos que é uma doença desconhecida, porque ela não tem um nome**. Seu pai e sua mãe gostariam de saber o que ele tem, **pode ser que um dia a gente descubra**.

O que é **doloroso** nessas crianças é que **às vezes queríamos que elas não estivessem lá, ou mesmo que elas não tivessem nascido, e isso é normal**. A gente sente vergonha de pensar **assim**, temos a impressão de que isso é muito mau. **Mas isso não quer dizer que nós somos maus**, é complicado de compreender porque às vezes nós as amamos ainda mais que as outras.

Quando a gente vive com uma pessoa com deficiência, **percebe que, na cidade e na escola, não há**

**muitas coisas para facilitar
sua vida de todos os dias**. Tudo
é mais difícil para eles e **isso não
é justo. Muitos pais e
pessoas se organizam em associações**
para poder ajudar estas crianças para
que a vida lhes seja mais fácil em
casa, na rua, na escola,
para que eles também possam ter suas férias.

Felizmente, **há muitas
pessoas que sabem cuidá-las,
ajudá-los e conversar com elas**. Há escolas
e casas que são especializadas
para receber crianças
com deficiência. Nestas escolas, eles
ficam felizes, pois há professores,
psicólogos e médicos que
sabem muito bem cuidar delas e
ajudam para que tenham progressos. Quando sua
deficiência é leve, essas crianças
podem ser acolhidas em qualquer escola.

Para elas os animais são sempre
grandes amigos. **Certos
animais podem mesmo ajudá-los
na vida de todos os dias**. Pessoas com
deficiência visual possuem cães que os
guiam e que os acompanham.
Montar num pônei, viver com um
cão ou gato, escutar um passarinho
que canta é uma grande felicidade.

O difícil é que, por causa de uma
deficiência, a gente pode acreditar, seja em
nosso coração amoroso ou em

nosso pensamento, **que não somos iguais aos
outros, mas que temos
tristezas e desejos como eles,
temos necessidade de amar e de ser
amados como todas as outras crianças**.
A gente tem necessidade de ter amigos e
quando estamos bem com eles às vezes a gente
até esquece que tem uma deficiência.

Amigos de todas as cores

Na escola, há um colega novo.
Ele tem a pele escura e os cabelos
crespos. Ele se chama Orion.

Agora, na nossa sala,
**há crianças de todas
as nacionalidades e de todas
as cores de pele**.

Farida, minha melhor amiga,
é toda ruiva. Ingrid é vermelha
e clara com sardas.

Ricardo tem a cor do pão
de gengibre. Eu, sou rosa como
uma bala. Tchang tem a pele
dourada como o mel e os olhos
puxados.

Nós fizemos perguntas à
professora. Ele nos mostrou
todos os continentes do globo
terrestre. Eles são diferentes,
e as pessoas que os habitam também.

Felizmente, **as pessoas viajam,
se encontram e às vezes se amam**
e decidem ter filhos.
Assim, as **pessoas de origens
diferentes se misturam.**

Quando nós chegamos ao mundo,
**temos uma cor
própria**. Ela nos veio de células
de vida de nossos pais.

Cada pai e mãe teve seus
avôs e avós,
bisavós, trisavós:
toda uma multidão de pessoas que estão
em **nossa linhagem**.

Cada um deixa um pequeno traço nas
células de vida em
minúsculos bastonetes que a gente
chama de cromossomos. Cada
bastão é feito de milhares de pequenas
partes que nós chamamos de genes.

Há genes para a cor
dos olhos, o tamanho, a forma
do nariz: para tudo aquilo que há em nós.

Cada humano é uma mistura:
ele pegou um pouco de cada um
de todos aqueles que o precederam
na terra. A cor da pele e a
dos olhos é uma surpresa que
cada bebê faz a sua família.

Quando um bebê nasce, a gente escuta:
"ele tem o nariz do avô Leon
e a boca da tia Ursula
e os pés são de seu pai
os olhos de sua mãe".

Todas as cores de pele são
belas: marrom, branca, negra,
amarela, rosa. **Cada um pode se
orgulhar de sua cor de pele.**

Obedecer desobedecer

**Os pais têm o dever de educar e de proteger
seus filhos, é a lei**. É por isso que **eles têm
autoridade e podem decidir pelos filhos,
mas eles não têm todos os direitos**. É o que diz a
Convenção dos Direitos da Criança, que também **os
pais devem respeitar seus filhos, serem justos
e nunca lhes fazerem mal.**

Frequentemente, quando somos pequenos, a gente se sente tão forte
quanto os adultos, e **diz que gostaria muito de
dar as ordens**. Ainda assim, os adultos sabem de
coisas sobre as regras da vida em sociedade que nós ainda
não aprendemos. É para nos proteger e nos
**colocar em segurança contra os perigos, é por
todas essas boas razões que nos é pedido para obedecer.**

Muitas vezes não temos vontade de obedecer. Por exemplo,
incomoda ter de dizer bom dia a qualquer pessoa que chega no
momento onde a gente está brincando. Ou ainda, ser
obrigado a dizer até logo a uma pessoa que a gente não tem vontade
de rever. Ou então, algumas vezes nos pedem para
emprestar ou dar um brinquedo, mas é impossível

porque é como se levassem uma parte
de nós mesmos, e a gente não concorda.

Muitas vezes estamos de acordo em obedecer, mas
não imediatamente. Quando os pais querem que a gente obedeça
imediatamente, eles se incomodam muito quando os fazemos
esperar. **A gente quer apenas um pouco mais de tempo
para brincar**. Às vezes também, eles se irritam muito e isso
deixa a gente triste.
**Algumas vezes os adultos nos pedem
que façamos coisas que nos dão muito medo**, mas
nós não sabemos como explicar a eles:
ir buscar um objeto num lugar escuro ou
perguntar qualquer coisa a um vizinho que nos intimida.
Às vezes, eles nos mandam brincar com os maiores,
que nos impressionam.

É normal ser bem-educado com os adultos
que conhecemos. Mas quando nos pedem para
não falarmos com desconhecidos na rua, mesmo se eles
são gentis, isso nos parece bizarro. **Temos o direito
de pedir que nos expliquem este interdito**, porque
quando compreendemos melhor, é mais fácil de obedecer.

É difícil compreender que as crianças
**maiores têm direito de fazer certas coisas e nós
não**: por exemplo, ir buscar o pão ou as correspondências
sozinho. É porque os adultos conhecem
melhor os perigos. E **nós, um dia, seremos grandes
também e poderemos fazer como eles.**

Às vezes, a gente tem **amigos de nossa idade que adoram
mandar**. Eles nos dão ordens para fazer
coisas perigosas ou proibidas enquanto se escondem,
ou para sermos maldosos com outra criança
ou animal. **No nosso coração, isso nos machuca um pouco.**

A gente sente que isso não é bom, mas é difícil de
dizer não. **Nesse caso, é melhor resistir,
não obedecer.**

**Em certas famílias, temos o hábito de fazer
promessas:** se tu obedeces, tu terás isso ou aquilo. Assim,
a gente aprende o hábito, nós também, de pedir coisas
em troca de nossa obediência, e frequentemente isso incomoda
os adultos, que dizem: **nada de chantagem!**
É difícil de compreender, **não sabemos mais quem faz
a chantagem.**

Acontece de nos pedirem para não dizer
uma coisa que vimos ou de não contar alguma
coisa que nos aconteceu. **Quando nos sentimos desconfortáveis
em guardar um segredo**, é o sinal de que é preciso rapidamente
encontrar um adulto de confiança.

Les mots de Dr. Cat
"Tu me dizes que tens muita dificuldade em obedecer e
que tu sofres por ser todo o tempo repreendida. É preciso
que tu compreendas porque tu não consegues obedecer.
**Tu acreditas que isso te desonra? Tu queres ser livre
para teus atos mesmo que nem os adultos sejam?
Tu queres mostrar aos teus pais que eles estão te
pedindo demais? Há uma parte secreta em ti que
adora que aconteçam brigas em casa? Tu estás com raiva
dos adultos? Tu não compreendes
o motivo das proibições? O que tu pensas disso?**"

Quem manda?

Lili adora comandar seus irmãos e colegas. **A gente
a chama de comandante**. Isso a irrita e a agrada
também um pouco, ela se sente importante. Mas com os

adultos e seus pais, isso sempre
gera histórias. Seu pai se irrita às vezes e diz com sua
voz grossa o quanto ele está com raiva: "**Mas quem manda
nesta casa?**". E sua mãe complementa rindo:
"**Talvez seja eu!**".

Quando nos amamos entre crianças e pais ou entre
amigos pequenos ou grandes, sentimos **igualdade para amar,
refletir e ter ideias**. Porém, **não há
igualdade de lugares e de responsabilidades**. Há
os grandes e os pequenos, os pais e os filhos,
são lugares diferentes, e os pais são
responsáveis por seus filhos. **Os adultos, de quem**
é o trabalho, são responsáveis daquilo que se passa com os
crianças que são confiadas a eles. Os grandes devem proteger
os pequenos. Os pais de Gael de Julie pediram ao
irmão mais velho para levá-los a um passeio no parque.
Quando eles quiserem chegar muito perto da lagoa,
ele gritou bem forte: "Não, isso é perigoso!" Julie ficou
incomodada, mais seus pais explicaram a ela que
o responsável tem autoridade.

**Os pais não fazem sempre o que eles querem, eles
obedecem a leis que organizam a vida das crianças
e as protegem**. Existe uma Convenção dos direitos das
crianças, que quase todos os grandes países assinaram.
A gente não tem direito de bater nas crianças, a gente deve
protegê-las, alimentá-las, cuidá-las e assegurar a elas uma
escolaridade a partir dos 3 anos de idade. Nós não podemos
viajar com uma crianças sem a autorização do seu pai
e mãe. **Mas o amor não depende de nenhuma lei**!

Quando os pais não querem ou não podem
proteger e educar seus filhos e tomar
as melhores decisões por eles, há assistentes

que vêm ajudá-los ou propor de
cuidar de seus filhos durante um tempo.
**Decidir por uma criança é uma maneira de lhe mostrar que
a amamos**. Mesmo se a gente reclama, sabemos disso bem
no fundo de nosso coração. **Quando temos muitos filhos**, não
é fácil tomar sempre a melhor decisão,
não é possível ser sempre justo com cada um.

Lucas sonha em ir sozinho ao supermercado, mas
seus pais não concordam e isso o incomoda
muito. Mas eles explicaram a ele o por quê: há um
cruzamento perigoso à atravessar no qual eles mesmos devem
estar muito atentos. Eles não querem que ele sofra um
acidente porque eles o amam e têm o dever
de proteção. Há também adultos que procuram
as crianças sozinhas para fazer algum mal; às vezes eles
oferecem brinquedos, balas ou
fazem promessas. **Os pais de Lucas querem também
protegê-los de encontros ruins**.

**Os adultos têm informações que as crianças não
têm**. Eles têm experiência de vida, sabem ver antecipadamente
os riscos e os perigos. É por isso que eles decidem
o que é permitido e o que é proibido. Os pais refletem
muito sobre isso juntos e com os educadores, médicos e às vezes
com as crianças. **Não é sempre fácil tomar
decisões que vão magoar ou irritar as crianças**.

A mãe de Nina fica muito incomodada diante da raiva
de sua filha, quando ela lhe diz que não vai dormir na casa
de sua amiga Leila porque seu irmão mais velho está doente e
é contagioso. O pai de Nina apoiou sua mulher. À noite,
ele deu a ela um bouquet de flores, dizendo que ela
tinha razão e que estava de acordo com ela. E para
consolar as duas, ele as levou a um restaurante.

**Os grandes procuram proteger o máximo
possível nosso futuro.** Eles têm suas ideias sobre
aquilo que seria bom para nós quando virarmos adultos.
Por vezes, a gente sente vontade de escolher um caminho que nos
agrada, mas eles não nos deixam escolher. É muito
difícil de aceitar, mas às vezes, crescendo, a gente
compreende que eles tinham razão. **E mais, se a gente é
verdadeiramente seguro de nós mesmos, se temos a confiança em nós
se nos engajamos e se trabalhamos, a gente levar
nossa vida para onde queremos.** Lili queria muito tocar
músicas, seus pais eram contra, mas ela
aguentou. Finalmente, eles ficaram muito orgulhosos de ir
aplaudí-la na escola.

Em casa, há decisões tomadas pelos pais
sobre as refeições, o sono, as roupas,
a higiene, as saídas, os barulhos e as tarefas
domésticas. Isso gera disputas, confusões.
Jules diz que colocar a mesa é para meninas.
Aliou não gosta de ficar muito tempo à mesa. Lucie
quer vestir um vestido de verão no inverno....
Luc recusa comer legumes. Cada um quer
decidir por si mesmo e por todo mundo. Os
pais se viram em meio a tudo isso. É bom
que eles decidam. **Há famílias que se reúnem
para falar das decisões e mudar as regras da vida**,
isso é muito agradável e interessante para todo mundo.

Na escola ou nas atividades, **os professores
e professoras são responsáveis por nós, é seu trabalho.** Para algumas
coisas, eles devem decidir por nós. Os pais
delegam a eles a autoridade durante um período de tempo no qual vão se
ocupar
de nós. **Não é sempre fácil decidir por
trinta crianças ou mais, todas diferentes, cada um com
seu ritmo e seus desejos.**

Às vezes eles gostariam de nos agradar, mas eles sabem
que a lei não os permite. Então, eles são obrigados a
tomar decisões que nos irritam. É duro
ter de obedecer quando pensamos que não é justo. **Ajuda
muito quando eles nos explicam porque
e como eles decidem.**

**Entre crianças também, há disputas para saber quem
vai decidir.** Alguns querem decidir tudo, e isso não
os torna sempre simpáticos. A gente pode recusar
de obedecê-los, e quando sabemos que eles estão errados, é
importante de não os seguir. Isso ajuda a crescer e
saber dizer não. Mas frequentemente nós os seguimos assim mesmo
porque eles são cheios de vida, isso nos impulsiona e
a gente sente vontade de ser seu amigo. Adam é muito apagado em
casa, ele obedece a tudo sem nada dizer, mas na escola
ele compensa sendo muito autoritário. Há também
crianças que estão contentes de nada ter de decidir e
de fazer como os outros, desde que isso não
as incomode muito. **Mas, crescendo, podemos mudar.**

Les mots de Dr Cat
"Bom dia Jules, aconteceu um grande fato
entre teu professor e tu, por conta de uma coisa que tu não
tiveste vontade de fazer, **por achar que era uma coisa idiota. Possivelmente
tu tinhas razão, mas isso não é suficiente!** Aquilo que tu tens direito de fazer
em casa não é permitido na escola, tu sabes e teus pais
também. Na escola, não são nem eles nem tu quem manda, a
escola tem suas próprias regras de vida. Em certas escolas, a gente
reflete junto sobre o regramento, é interessante, mas não dentro
da tua, a gente não pode fazer nada ali. **Na vida, ninguém faz aquilo que
quer, como quer, quando quer, onde quer, e é graças a isso que
a gente pode viver em sociedade.** A gente pode procurar juntos
o motivo de ser tão difícil para ti aceitar a autoridade. Eu me
pergunto se não seria porque teu irmão mais velho Boris quer
sempre mandar e tu achas que teus pais
o deixam livre demais…"

Agressores e agredidos

Na escola, aprendemos a vida em sociedade, o que quer dizer a vida com os outros. Dentre todas as crianças que estão em nosso entorno, algumas nos agradam muito, menino ou menina, a gente se sente bem com elas e nos tornamos melhores amigos. **A gente diz que é nosso grupo.**

No pátio, nos reunimos por pequenos grupos. Mas se a gente observa ao nosso redor, vemos que existem crianças que adorariam se aproximar e fazer parte do grupo. **E não é porque a gente faça parte de um grupo que precisamos rejeitar aqueles que não fazem.**

Às vezes, a gente se irrita, acontecem brigas. Ou ainda, alguém entre nós fica sozinho, e isso o deixa infeliz. A gente não sabe porque não tem vontade de ser seu amigo. Ele é muito diferente, muito tímido, ou muito desajeitado.

A gente não sabe como isso começa, as agressões. A gente se junta contra alguém. Pregamos peças a ele cada vez menos gentis. Dizemos coisas ruins para ele. A gente esconde suas coisas. Acontece mesmo que a gente o sacuda... Isso se torna muito grave! **E pode acontecer com todo mundo de ser agredido ou de se tornar agressor.**

Quando a gente foi agredido, ficamos com o coração pesado. A gente se sente culpado, sentimos vergonha sem compreender o porquê. Algumas vezes, sentimos dor de barriga. Não temos mais vontade de ir à escola e às vezes ficamos doentes. É por isso que é preciso ousar falar à professora, aos pais, ao médico, a um psicólogo

ou a um adulto de confiança. Mesmo se é difícil, a
gente deve pedir ajuda.

Quando agredimos, não vivemos bem também.
Sentimos que aquilo que fizemos é muito mal. Sentimos vergonha também,
mesmo se a escondemos dentro da gente. A gente sabe que
os adultos não estão de acordo com isso
e que é muito grave. A gente também deve
pedir ajuda.

Frequentemente, é o ciúmes que desencadeia tudo. Os
agredidos também devem refletir sobre aquilo que se passou:
como e por que começou? Eles mesmos
não foram um pouco responsáveis?

**Às vezes, é suficiente reunir todo o mundo e organizar
uma grande conversa com as crianças e seus pais**.
A gente se explica. Nos dois lados, a gente percebe que há
mal entendidos, que nós nos confundimos, que fomos injustos. E
nós compreendemos porque fizemos mal ao outro.

**Quando os maldosos não param, isso se torna
muito grave**. Os pais de todas as crianças vão
à escola encontrar o diretor ou diretora. Se nós
agredimos alguém, somos severamente repreendidos e punidos,
ou mesmo expulsos da turma ou da escola. O agredido
muitas vezes precisa se recuperar e receber ajuda.

**Quando a gente consegue promover a paz e mudar nossos
comportamentos, nos sentimos leves**. Respeitamos melhor
uns aos outros. É muito agradável estarmos bem juntos.

É engraçado quando aquele ou aquela que a gente
agrediu se torna um amigo, amiga. **As histórias de agressão
nos ensinam muito sobre o desejo de fazer mal
e a agressividade que estão escondidas no coração de todos**

os humanos, mesmo daqueles que são gentis. Saber reconhecer isso em nós faz crescer.

Les mots du Dr Cat
"Eu te sinto muito triste e eu compreendo. Não
apenas tu foste agredido, mas um de teus
melhores amigos estava no grupo dos agressores. Tu te
sentes traído e é como se tu duvidasses do teu valor. É
tua primeira experiência do mal que os humanos
podem fazer uns contra os outros. Mas tu e eu,
nós iremos tentar compreender como e
porque isso aconteceu, procurar se tu não foste
prudente e porque tu não conseguiste te proteger,
para que isso não te aconteça jamais".

As telas

Por todos os lados, há telas, em casa, na escola, nas lojas, nas estações de ônibus, aeroportos. Os adultos utilizam as telas todo o tempo, os telefones
portáteis, os tablets, os computadores, os consoles
de jogos, a televisão. **Mas nós, os pequenos, não nos**
é permitido estar em contato com elas o tempo todo. Isso nos
dá muita vontade.

Meu irmão mais velho, Yann, tem um celular e um tablet,
e ele não quer nunca me emprestar. Eu acho que isso não
é justo, mamãe diz que quando eu tiver 13 anos eu terei o
mesmo... É daqui a muito tempo!
É verdade que as telas são muito divertidas.
Tudo muda muito rápido, é animado, há muitas cores,
a gente tem vontade de saber a todo momento qual nova imagem
vai aparecer. A gente não consegue tirar os olhos dela.

Para os pequenos, existem tablets especiais onde há
jogos inventados especialmente para eles e alguns desenhos
animados. Há também jogos para aprender a ler, a
contar, isso pode ser útil. **Quando nos é permitido
utilizar os tablets, é divertido**: nós apontamos
as teclas, disparamos sons, respostas ou
perguntas, músicas, vídeos. A gente pode
desenhar com o dedo ou com o *mouse*. É muito atraente.
Mas eu, eu adoro também desenhar e pintar com verdadeiros
pinceis, de verdadeiras cores, e fazer objetos 3D com a
massinha de modelar. Quando minhas mãos estão ocupadas, eu me
sinto bem e isso me faz pensar em muitas coisas.

Quando nossos pais eram pequenos, todas essas telas
não existiam ainda. A gente se pergunta como eles
faziam. **Hoje, há muitas telas e isso não é
sempre bom para as crianças, para as relações entre
elas e os outros.** É triste quando estamos com uma
**pessoa adulta e ela está todo tempo ocupada
com seu telefone. É como se nós não tivéssemos
juntos.** Por isso, a gente sente muita vontade que eles estejam
verdadeiramente presentes para nós.

Quando colocamos um telefone portátil perto de nossa
orelha, ele envia ondas que são perigosas para
nós, mesmo se não a vemos. As ondas atravessam
o crânio, e alcançam interior do cérebro, que
está em pleno desenvolvimento. É por isso que não
nos deixam jamais telefonar com os telefones portáteis. Para
o cérebro dos grandes também é perigoso, nunca
se deveria telefonar sem fone de ouvido.

Diante das telas, a gente fica isolado, separado dos
outros e a gente perde tempo, um tempo precioso que
poderia passar com os outros, ler um livro,
fabricar coisas, falar, rir, jogar.
Uma tela nunca substituirá uma pessoa diante de nós.

Diante de uma tela, sentados ou deitados, nós não nos mexemos
suficientemente e, à força, ganhamos peso. Nossa inteligência precisa de
movimentos para de desenvolver, é assim que
nosso cérebro progride. Ter pernas hábeis, mãos,
ter equilíbrio, é importante para crescer
bem e bem pensar. Por exemplo, jogar futebol num
tablet sem se mexer, não é a mesma coisa que
jogar com verdadeiros amigos.

Mesmo se as telas nos favorecem muito,
elas podem ser perigosas também. A gente sente
dificuldade em se afastar delas, e vive um pouco num outro mundo, sozinho
na nossa bolha. Os adultos nos dizem que estamos vidrados.
Um outro perigo, são as imagens que não são feitas
para as crianças e que podem nos fazer muito
mal. Minha irmã mais velha Chloé foi enganada por falsos
amigos na Internet. Eles a agrediram.

Com os telefones, podemos falar com as pessoas que a gente ama,
mesmo quando eles moram muito longe. Mas com as telas,
a gente pode vê-las em companhia de nossos pais. Vemos
o seu sorriso, enviamos beijos, conversamos e
é legal. **Mesmo se isso não substitui o verdadeiro
carinho, permite que não nos percamos de vista.** Meu
amigo Nino fala com seu pai que viaja
nos navios sobre todos os mares do mundo.

**Em cada idade, há uma boa maneira de utilizar as
telas, é por isso que não devemos aceitar
olhar os dos nossos irmãos e irmãs mais velhos**. Mesmo
se os pequenos reclamam, **os grandes devem
recusar o pedido deles**. Há adultos que utilizam as telas para
nos seduzir e nos enganar. É preciso jamais aceitar
olhar a tela de um adulto que nós não conhecemos,
mesmo se ele insiste muito e que achamos ele gentil.
Ele pode nos mostrar coisas que são más
para nós, coisas falsas, coisas que causam medo,

que nos chocam e que ficam em nossas cabeças durante
muito tempo. Se isso acontece e essas imagens ficam em nossas
cabeças, é preciso pedir ajuda falando com um adulto
de confiança.

As telas são formidáveis, mas é preciso utilizá-las com
prudência, aproveitar aquilo que elas têm de bom e se proteger
daquilo que elas têm de perigoso.
É por isso que existem regras a respeitar e cada
família deveria poder inventar juntos um bom modo
de usar que proteja todo mundo.
Veja **boas táticas** para domar o digital:

- Nunca telas antes dos 3 anos.
- Períodos e horas de telas decididas junto.
- Nada além de 30 min por dia entre 3 e 6 anos
- Nada de telefone celular sem fones de ouvido, mesmo para adultos..
- Jamais sozinho diante de uma tela. Sempre um adulto perto.
- Jamais telas nos quartos, nas camas ou embaixo dos travesseiros.
- Nada de tela escondida na escola.
- Nada de telas durante as refeições, nem uma hora antes de dormir.
- Escolher com os pais aquilo que a gente vai olhar.
- A partir de uma certa hora, os telefones
  das crianças dormem juntos numa cestinha.

Les mots du Dr Cat

"Tu me dizes que tu estás com dificuldade de escutar
na escola e os pais se queixam que em casa
tu brigas com todo mundo. Eu me pergunto
se isso não vem do fato de que tu passas
muito tempo nas telas. De uma parte, isso
te fadiga, e de outra parte isso te leva a
mundos tão longínquos que voltar à realidade
é muito difícil para ti. Tu estás mal na verdadeira vida
e isso te deixa instável. Tu pensas que tu podes
reduzir teu tempo de telas?"

Emprestar

Dar ou emprestar, não é
a mesma coisa. Emprestar
é permitir que alguém utilize as nossas coisas. **Mesmo
se ele as leva para a casa dele, aquilo ainda**
é nosso.

Quando alguém nos empresta alguma
coisa, **a gente sabe antecipadamente que será necessário
devolver**. É por isso que é preciso
cuidar bem. A gente **não pode
devolver alguma coisa danificada**.

Quando alguém nos empresta
alguma coisa, **ele
confia muito em nós**.

É sempre um esforço emprestar
qualquer coisa que nós amamos.
Algumas vezes nós recusamos sem poder
explicar porque, e **isso não quer dizer
que somos egoístas**.

**Quando os adultos nos
obrigam** a emprestar qualquer coisa,
é porque eles não compreendem
como isso é difícil.

Algumas vezes é muito difícil
devolver alguma coisa que alguém
nos emprestou, de tanto que gostamos.
**Quando é muito difícil, a gente pode
propor uma troca.**

**Se a gente não devolve as coisas
em bom estado, as pessoas não nos
emprestam mais nada.**

Entre irmãos e irmãs, algumas vezes,
fazemos como se nós pudéssemos
pegar as coisas sem perguntar,
mas é preciso sempre
pedir a permissão para pegar.

Existem pais que
não querem que a gente empreste, mesmo
se nós temos vontade. **Isso perturba as amizades.**

**A gente pode emprestar outras coisas
além de objetos**, podemos às vezes
prestar nossa ajuda, nossa atenção.
Isso quer dizer ajudar um amigo,
por exemplo.

Quando a gente cresce, compreendemos
que **emprestar é muito importante para
criar laços** e que isso pode dar
alegria e nos fazer felizes.

Isso faz bem

**Há muitos momentos que fazem bem, que asseguram
e consolam. A gente não presta atenção neles**, mas eles
são muito importantes, são os **pequenos tesouros da vida**.
Faz bem amar e se sentir amado como
somos. Como Léa que ficou muito emocionada quando sua mãe
disse a ela: "Se tu não fosses minha filha, eu ficaria muito feliz
de ser tua amiga".

Faz bem estar com amigos, sentir que a gente
forma um bom grupo onde há lugar para nós,
nada além de nós. Faz bem nos movimentar, dançar,
correr, praticar o esporte que a gente ama. Amid ficou muito
contente quando a gente propôs que ela fosse o goleiro
no futebol.

**Faz bem ver belas coisas ou escutar
belas músicas**. Anouck adorou visitar o museu
com a sua turma, Tom preferiu o concerto com
seus pais, ele decidiu que se tornaria maestro
mais tarde. Quando ela está triste, Yasmina desenha,
e fica feliz. Noé adora escrever poemas para
seus amores. Yann fabrica esculturas de
argila, ele ama presentear, ele sente orgulho daquilo que ele fez
com as suas mãos.

Faz bem os breves momentos gentis. Nesta manhã,
o motorista do ônibus deu um grande sorriso à Mila
e sua mãe quando elas subiram e eles riram
juntos de uma piada. **Isso faz um pouco como
um sol no coração.** Isso faz bem, a gentileza.
Léo levou as sacolas do supermercado de sua vizinha no
terceiro andar, ele se sentiu feliz e ela também.

Faz bem comer quando temos fome. A mamãe
de Tim prepara para ela sempre um bom lanche, mas aquilo
que ela prefere é quando toda a família está reunida
na mesa. Fazer bolos para aqueles que amamos,
é um grande prazer.

**Faz bem às vezes ficar um pouco entediado, isso
nos dá tempo para sonhar e pensar. Faz bem
estar perto da natureza.** Marguerite
ama ler perto da lagoa quando o sol
derrama alegria na paisagem. Sofiane, seu irmão,
prefere subir nas árvores.

Faz bem ser amigo de um animal. Zoé adora
seu cão Bill. Aminata salvou um pássaro das garras
de Sócrates, seu gato. Ela amaria mantê-lo consigo, mas
seu pai disse que é preciso deixá-lo livre para reencontrar
seus amigos pássaros no céu.

**Faz bem se reconciliar depois de uma briga,
sobretudo quando acreditamos que ficaríamos brabos para sempre.
Faz bem partilhar um segredo com um
adulto de confiança, a confiança faz bem.**
A mãe de Samy mostrou a ela o presente que
preparou em segredo para o aniversário de seu pai.
Ela não a mostrou a Lili porque ela é muito
pequena para guardar segredo.

**Faz bem conversar, com uma pessoa adulta
que nos ama, de qualquer coisa que pesa em
nosso coração.** Valentin ousou contar ao seu avô
aquilo que se passa na escola durante os intervalos no pátio. Há
um grande que o agrediu e zomba dele. Ele sente vergonha
de falar disso com a sua professora. Seu avô vai ajudá-lo
à falar com seus pais, ele se sentiu aliviado
entrando em casa.

**Faz bem aprender coisas e palavras
novas**, compreender como a terra, o sol,
a lua e as estrelas são formadas e como a gente
pode proteger nosso planeta. **Faz bem sentir
que nós podemos pensar e encontrar ideias. Faz bem
quando o professor ou a professora nos diz que
fizemos um bom trabalho. Faz bem sentir que conseguimos fazer
alguma coisa que achávamos difícil.**

**Faz bem sentir que nós crescemos e de sentir
que nossos pais nos amam tanto grandes quanto pequenos.**
Faz bem ter menos medo, como Lou que

ousou saltar do trampolim pela primeira vez. **Faz bem rir e rir ainda mais com os outros. Faz bem se abraçar, faz bem a ternura.**

Les mots du Dr Cat
Neste momento, Chloé não está feliz, ela está desconfortável e triste. O que está acontecendo?

"Bom dia Chloé, tu pareces estar muito irritada, teus pais me pediram para te receber por isso. Eles dizem que nada mais te dá prazer. Quando eles te propõem partilhar alguma coisa agradável com eles, tu te irritas. É como se tu recusasses tudo aquilo que te faz bem: partilhar o bom da vida, trocar com os outros. Podemos dizer que tu não tem mais desejo de te dar prazer, como se tu não te amasses mais suficientemente para ter vontade de te fazer feliz. Ou ainda, tu estás brabo com a tua família por alguma coisa que tu não consegues compreender ou dizer e tu ficas ainda mais irritada e triste porque eles não compreendem? Parece-me que deve ter acontecido alguma coisa que te impede de te amar e de amar a vida, como se não houvesse mais alegria para ti na vida com os outros. Se tu estás de acordo, vamos procurar juntas compreender como e quando isso começou a acontecer. Mesmo se tu não sabes ainda o que pode ter acontecido, tenho certeza que vamos descobrir. **Aqui a gente pode dizer tudo**".

– É impossível deixar emergir as próprias impressões com esse monte de "placas" que deixaste pelo caminho!

É impossível desassociar do texto a figura de Catherine e mesmo de sua mãe, Françoise, enquanto falam. As expressões em sua língua nativa, suas semelhanças físicas, a voz, o encadeamento das palavras, tudo goteja pela narrativa. *A priori* invisível, mas que entoa de forma significativa, forçando eleger dizer, de imediato, que o emissor, no texto, **emite de forma gentil, terna, afetiva**. Há uma espécie de **amabilidade que encadeia o texto:**

— *Eu te sinto muito triste e eu compreendo.*

Esse é o **primeiro toque** de destaque na leitura transversal: o tom. Um tom amável empregado num discurso didático, que me toca.

O **segundo toque** é a objetividade da narrativa, seu didatismo. Sua linguagem é de aventura prosaica: nada de figuras de linguagem, nem poesia, tampouco reticências... São afirmações claras e curtas: precisas. Ao ler os livrinhos, há um encadeamento organizado, uma ordem das coisas embutida na intenção de ordenar as coisas, que parece estimular, no leitor, uma experiência de acomodações sucessivas, internas e calmas. Elementos que lembram do depoimento de Colline, quando referencia o efeito dos livrinhos, em si, na sua adulta, em relação à sua criança interior.

O **terceiro toque** é a possibilidade de comparação da narrativa dos livrinhos com a técnica da reportagem jornalística, nos seguintes aspectos:

a) Pauta **tema de interesse** e aborda-o **de forma abrangente e atemporal** (em contrapartida à notícia que é factual do dia a dia): – *Quando nós chegamos ao mundo, temos uma cor própria. Ela nos veio de células de vida de nossos pais".*

b) Define um **título curto e forte**, que desperta a atenção: – *Viver com uma pessoa com deficiência.*

c) O **narrador é onipresente**, tal qual o jornalista tenta ser (estar onde o leitor não consegue estar): – *Por todos os lados, há telas, em casa, na escola, nas lojas, nas estações de ônibus, aeroportos.*

d) Há mescla de **discurso direto e indireto** pela contribuição de "fontes": – *Quando a gente consegue promover a paz e mudar nossos comportamentos, nos sentimos leves.* – *Meu irmão mais velho, Yann, tem um celular e um tablet, e ele não quer nunca me emprestar.*

e) O assunto é apresentado a partir **pontos de vista diferentes**, evidenciando: Sociedade | Cultura | Leis | Natureza | Cidade | Casa | Escola | Professores | Família | Cada membro da família | Crianças | Pares | Uma criança.

f) O texto não culpabiliza, nem vitimiza. Apresenta, em **perspectivas**, o assunto da vida cotidiana, com objetivo de **bem informar**, e com isso contribuir para a organização da existência de seu **leitor-alvo**: a **criança**: – *Cada criança tem uma família mesmo se ela não a conhece. Uma família é como uma árvore, com suas raízes, seus galhos grossos e seus pequenos brotos.*

Nilson Lage, no livro *A Reportagem: teoria e técnica de entrevista e pesquisa jornalística*, publicado em 2001, auxilia no conhecimento dos fundamentos e procedimentos deste tipo de narrativa. O que captamos dali, de forma complementar aos aspectos recém explicitados, é o que permite caracterizar o que é intrínseco ao "produto" reportagem: capacidade humana de **considerar conjuntos amplos e imprecisos**, pela construção de uma **narrativa capaz de significar**, que crie um **modelo mental da realidade**, por intermédio do qual seja possível **se orientar**. O repórter, para chegar a esse resultado, segundo Lage, processa mentalmente informações do que é dito, do que acontece, de sua inserção no contexto, de sua memória, e produz uma nova mensagem, levada ao leitor **por uma "estimativa** sobre de que tipo de informação esse público precisa ou qual quer receber" (Lage, 2001, p. 8-9).

É interessante perceber que toda a recomendação fundamentada no legado doltoniano, a de se falar com a criança, e que seja a verdade, e de forma objetiva, e com palavras precisas, por conta dos textos dos livrinhos, permite refletir sobre a própria noção de precisão. Lage, quando escreve "capacidade humana de **considerar conjuntos amplos e imprecisos**, pela construção de uma **narrativa capaz de significar**", faz lembrar de Fernando Pessoa: "Navegar é preciso, viver não é preciso".

— Sempre as águas das interações!

Precisamente aqui detectamos mais uma tese para a comunicologia recém-renascida, somada à de se pensar no diálogo com as crianças, interpessoal, pautado nas características da técnica jornalística como princípio técnico organizador: **Falar de forma precisa não representa ter de retirar a imprecisão da vida.**

Catherine, quando escreve de forma abrangente, com muitos pontos de vista demonstra, na prática:

> Que **uma criança é capaz de compreender complexidades** existenciais.

— Que horror! Quantas e tantas vezes editamos situações e palavras justamente por acreditar, convictos, que as crianças não entendem?

Se um bebê é capaz de compreender o que lhe é dito, desde o ventre, devido a múltiplos canais de captação de entendimento além daquele estritamente cognitivo – porque nele também habita um espírito –, basta medir e equilibrar o tom, a quantidade de palavras e os níveis das camadas de explicação necessárias em cada contexto. Afinal, um ser que apresenta a "**polimorfia social**" de Levi Strauss não poderia ser, *par contre*, incapaz de compreender integralidades. Mais do que as palavras certas para empregar na relação com a criança, é preciso **mudar o olhar do adulto em relação à criança**.

A comparação com a técnica da reportagem parece mesmo se acomodar ao estilo narrativo da *Mine de Rien*. Contudo, diferente da reportagem, sempre impessoal, nos livrinhos o narrador se mistura. Transita de onisciente a observador e à personagem num piscar de olhos. Um camaleão. – "Quando a gente é criança…", "Ricardo tem a cor do pão de gengibre…" "Em todo mundo, há regras nas famílias…", "Mas eu, eu adoro também desenhar e pintar com verdadeiros pincéis".

Pelo que se percebe, pode ser uma forma de evitar a disjunção da criança, de falar sobre ela, ou sobre situações **da vida dela**, e sim, de incluir a própria infância, e falar com a criança, sobre situações **da vida da gente**, de todos nós: um tipo de sangue invisível da afeição.

Aproximando a lupa para o minucioso, é possível identificar que a narrativa emprega algo sutil, ainda no quesito "**pessoalidade**". No ato de traduzir os textinhos, foi identificado que a terceira pessoa do singular *on* (a gente) é soberana em comparação à terceira do plural *nous* (nós). Isso chamou a atenção. Por conta da sintaxe da língua portuguesa, algumas vezes a tradução teve de adotar o "nós", mas com muito cuidado. Porque esses pronomes desvelam substâncias distintas: "a gente" parece produzir um efeito de inclusão e particularização do sujeito, enquanto o "nós" o de inclusão e de diluição.

– A gente é mais próximo!

E parece ter sido uma estratégia para **estar com** a criança e potencializar a impressão de que é única e comum ao mesmo tempo. Assim como o tema: único e comum. Por isso, a ressalva: uma tradução do *Mine de Rien* tem de levar em conta o olhar meticuloso para cada palavra e sua adaptação cultural, fazendo prosseguir, e não se extinguir, por *palavra mal dirigida*, o próprio legado doltoniano.

O **quarto e último toque** provindo da leitura transversal é o das premissas doltonianas, ou *ideias-força*, dentre as quais três merecem destaque:

1) visão de hierarquia familiar;
2) superação da dicotomia entre bem e mal;
3) desorientação informacional.

A **visão de hierarquia familiar** é muito presente na obra de Françoise Dolto. Não a destacamos no capítulo anterior, por conta da intenção de evitar atiçar a confusão entre as noções de igualdades e diferenças entre adultos e crianças, e de buscar "evidenciação" por intermédio das palavras de sua filha Catherine.

O que há, de forma sistemática, é uma apresentação de escalas de autoridade, situadas de forma hierárquica, evocadas conforme suas **responsabilidades** na vida em comum, **a partir de um tema e de uma criança, a leitora.**

> – *Quando nos amamos entre crianças e pais ou entre amigos pequenos ou grandes, sentimos **igualdade para amar, refletir e ter ideias**. Porém, **não há igualdade de lugares e de responsabilidades**.*

Voilà! Uma das mais severas críticas feitas à Françoise foi a de ser acusada de estimular o surgimento dos *enfants rois*, as crianças-rei, ou crianças-tiranas, por conta de uma distorção. Isso porque, quando afirmou sua *ideia-força* de que uma criança está em pé de igualdade com um adulto, porque é um sujeito, constatação que a Sociologia da Infância reitera, interpretou-se que a igualdade é, de alguma forma, irrestrita e caótica. Mas não é. Há uma desigualdade nas responsabilidades. Há quinhões distintos e, segundo o desejo da literatura doltoniana e nossa também, seria bom que cada um ficasse com o seu.

No texto dos livrinhos, sempre irrompe a figura de um adulto responsável, ou responsável do adulto responsável, uma árvore genealógica das responsabilidades. Convicta, Françoise acreditava que as crianças se tranquilizam quando os adultos assumem seu posto, quando tomam as decisões que devem tomar para o bem comum, muitas já previstas em marcos legais, inclusive. E Catherine confia nisso também. Mas não se trata de crença, de opinião. É um fundamento que parte de todas as suas formações e práticas com crianças e adultos no dia a dia, por anos que já somam, apenas em Dolto, duas gerações.

Contudo, a consideração da existência de hierarquia familiar leva a necessidade de perceber suas nuances, dentre elas a das razões para a justificar a autoridade dos pais, a da diferença entre autoridade e autoritarismo e a das responsabilizações.

— *Os adultos têm informações que as crianças não têm. Eles têm experiência de vida, sabem ver antecipadamente os riscos e os perigos.* É *por isso que eles decidem o que é permitido e o que é proibido. Os pais refletem muito sobre isso juntos e com os educadores, médicos e às vezes com as crianças.* **Não é sempre fácil tomar decisões que vão magoar ou irritar as crianças.**

Nos livrinhos, quando se apresentam as razões para explicar às crianças a necessidade de hierarquia paterna e materna, o fato de os pais terem o direito de decidir pelos filhos, desponta uma **vinculação entre autoridade e proteção contra perigos**. E aqui precisamos voltar ao capítulo um, à questão que deslanchou o olhar para as interações, sobre intenções universais e suas manifestações concretas. Ainda que possamos aceitar o fato de que a responsabilidade dos pais esteja comprometida com a atenção contra perigos, a etnografia em parquinhos escancarou diferenças operacionais a partir de uma mesma **noção de cuidado**. Algumas **encorajam mais que outras, e as que desencorajam parecem estar relacionadas justamente com a exacerbação da ênfase na proteção contra perigos**.

— E agora?

Para uma predominância de encorajamentos, seria preciso abdicar, o máximo possível, da premissa: **a vida é uma ameaça à vida.**

— Pois é! Cansa ter de optar entre lutar ou fugir todo o tempo. Mas, o que fazer? É verdade! Há risco por todos os lados! Lembra-te da famosa frase, escrita pelo grande romancista brasileiro Guimarães Rosa, no seu *Grande Sertão: Veredas – Viver é perigoso!*

Escuta-me bem:
A vida está cheia de perigos. É mais seguro obedecer para manter a nossa.

Eu te sinto irritado e eu compreendo. Calma!

Escuta-me bem, de novo:

A vida é bela. É preciso ousar ser quem se é, sem subordinações, pois o verdadeiro destino é a felicidade!

— Quê?! Queres que eu fuja do teu livro também?

Calma. São duas pombinhas dividindo o mesmo céu rumo a um bom destino: segurança e felicidade. Cada frase, vista por si, parece total, mas é parcial. Pois a vida é perigo, é beleza, enfim: *navegar é preciso, viver não é preciso*. Paradoxos.

— E agora? Ter de recuar e ir adiante ao mesmo tempo é muito complicado.

Talvez, em nome da busca por uma **nova imagem do humano**, e **do adulto**, fosse relevante somar sentidos, **ampliar o menu existencial**. Isso poderia permitir que se consagrasse aos pais o posto de responsáveis pelos filhos por um viveiro de motivos, todos valorosos, por exemplo:

Pais são pessoas responsáveis, que podem e devem decidir pelas crianças, pois "sabem mais sobre" e "experimentaram mais": **segurança e felicidade**.

— E a educação?

Podemos adicionar também, afinal "os pais têm o dever de educar", como se lê em um dos livrinhos. Então seria assim:

Pais são pessoas responsáveis, que podem e devem decidir pelas crianças, pois "sabem mais sobre", e "experimentaram mais": **segurança, felicidade e educação**.

Que tal?

— Pensando bem, se inserimos a educação, somos tragados por muitas questões. Qual seria a educação que os pais têm o dever de dar? Como? Com que meios? Qual a diferença entre a educação, dever dos pais, e aquela outra, dever da escola?

Alguns documentos norteadores dos campos do Direito e da Educação, como o ECA (Estatuto da Criança e do Adolescente) e a BNCC (Base Nacional Comum Curricular) podem ilustrar algumas pistas para essas perguntas. Mas o fato é que, na atmosfera do social e no trato cotidiano, tudo parece um tanto vago, transfronteiriço e interpretado à la carte. E podemos repetir todas essas perguntas em relação à segurança e à felicidade também. Mas o foco aqui é destacar que, no nível do discurso e de muitas práticas, há uma carregada conexão entre **responsabilidade adulta e proteção das crianças contra os perigos da vida**.

– Alguém discordaria?

Nem pensar! Mas a introdução à comunicologia doltoniana nasceu por conta da identificação dessa **ligação entre responsabilidade e perigo**, que se converteu em seu ponto focal de nascença. Agora, pelos textinhos, está reforçada a motivação para a mobilização da ampliação consciente do papel dos pais.

– Para quê?

Para esculpir uma nova adultez humana, assentada no "**encorajamento universal**", desde as infâncias, potencialmente capaz de melhorar a condição da vida humana.

Contudo, o que importa agora é a síntese inicial da premissa de visão de hierarquia: **no legado doltoniano, ela existe, e deve ser respeitada**.

– Funciona?

Bem, essa parece ser uma das provocações implícitas nos livrinhos. E também uma questão refletida nas próprias críticas direcionadas à Françoise. Há uma gangorra que leva da rija obediência à flacidez permissiva; perdida de seu pino central.

E isso nos leva a ter de compreender a relação entre autoridade e autoritarismo. São diferentes. As responsabilidades dos pais, que têm direitos de decidir pelas crianças, também têm limites:

> – *Os pais têm o dever de educar e de proteger seus filhos, é a lei. É por isso que **eles têm autoridade e podem decidir pelos filhos, mas eles não têm todos os direitos**. É o que diz a Convenção dos Direitos da Criança, que também **os pais devem respeitar seus filhos, serem justos e nunca lhes fazerem mal**.*
>
> – Os pais não podem ser o próprio perigo!

Exato. Então, a *ideia-força* de "pé de igualdade entre adultos e crianças", para Dolto, não representaria, jamais, um *laissez-faire*, nem para as crianças, nem para os adultos. A experiência do mal, do **mal que está escondido no coração de todo o humano**, segundo outra frase dos livrinhos, é **proibida** de se apresentar na **relação entre pais e filhos**, sobretudo com justificativa de autoridade ou de qualquer tipo de posse sobre a criança.

É interessante perceber que os livrinhos parecem indicar que, a partir da díade autoridade-autoritarismo, brota outra díade, sutil e complexa, a da identificação da diferença entre fazer mal e errar. E os pais, nos textos, embora ocupem galhos altos, podem errar.

> – *Quando os adultos nos obrigam a emprestar qualquer coisa, é porque eles não compreendem como isso é difícil.*

Compreende-se, assim, que os pais não compreendem tudo. E há um direcionamento compreensivo.

> – Mas como é que a criança vai saber diferenciar o limite entre erro e mal, no sentido grave de uma violação de direito, por exemplo, se muitas vezes nem os adultos parecem saber? Ademais, quando a gente erra, não acabaria sempre deslizando por cima de algum direito?

Sim, sim, é confuso. Mas é possível pensar que a qualificação das relações humanas pode vir a favorecer um desemaranhamento. Há, por um lado, muitas famílias que dialogam, conversam, negociam, assim como sugere um dos livrinhos, o das telas: – *Períodos e horas de telas decididas junto*. Esse tipo de interação favorece o discernimento. E quando ele se associa à uma desierarquização do pedido de desculpas, pois os adultos também podem pedir desculpas para crianças por atos equivocados, ajuda muito mais a clarear as distinções e a traçar, na prática, os limites de todos.

– Ah, não! Mas que desonra pedir desculpas para uma criancinha! Imagina! Os pais sabem de tudo que é bom para elas, ou ao menos precisam fazer parecer que sabem... Isso é o certo a fazer, senão as crianças tomam conta!

É. Parece que ela tinha razão mesmo. Ela, a Françoise, ao declarar: "é um escândalo para o adulto que o ser humano em estado infantil seja seu igual" (2005).

Marcondes Filho, em um *flash* que menciona a interação entre pais e filhos, oferece uma síntese bem-humorada para esse tipo de "postura". Seria a de falar (e estar) com os filhos "como se estivesse na bancada do Jornal Nacional" (2008).

– Alto lá! Estás querendo dizer que a relação dos pais com os filhos é performática?

Muitas e muitas vezes. Talvez nenhum pai, mãe ou pessoa responsável pela criança, esteja cem por cento livre da "**performance parental**". Porque dentro dela giram constelações de imagens do humano, e do adulto, que temos até então, normalmente muito autoritárias. Mas aos poucos vamos refletindo sobre as novas imagens que queremos e podemos adotar e, assim, abrindo caminho para novas práticas. A *ideia-força* de Dolto, de desassociar o sujeito do seu ato, pode passar a valer para adultos nesse *novo-modo-de-agir-adulto*, e amansar o repuxo para o teatral. Chegando aí, porque é humano, os adultos se desculpariam com as crianças pelos seus atos. E a partir de então, o medo de despertar um *enfant-roi* adormecido caberia apenas em narrativas de contos de fadas, cujos personagens *pères-roi* (pais-rei) ou *mères-reine* (mães-rainha) disputariam, numa aventura épica, **um** trono. Para a vida ordinária de todos os dias, a **visão de hierarquia** já indica: cada um no seu lugar e de posse de sua responsabilidade. "Isso faz bem".

Ainda assim, para auxiliar na diferenciação mais cristalina entre "erro e mal", no sentido de violação de direitos, além da sugerida "**desperformatização da interação**" entre pais e filhos no cotidiano, podemos captar algumas dicas gerais presentes no artigo 227 da Constituição Federal. Porque não há de se pensar que um pedido de desculpas resolva tudo sozinho.

> Art. 227. É dever da família, da sociedade e do Estado assegurar à criança, ao adolescente e ao jovem, com absoluta prioridade, o direito à vida, à saúde, à alimentação, à educação, ao lazer, à profissionalização, à cultura, à dignidade, ao respeito, à liberdade e à convivência familiar e comunitária, além de colocá-los a salvo de toda forma de negligência, discriminação, exploração, violência, crueldade e opressão. (Redação dada pela Emenda Constitucional n.º 65, de 2010)[57]

O ECA (Estatuto da Criança e do Adolescente) também é fonte esclarecedora nesse sentido. Além disso, ainda neste ano de 2024, foi publicada, em 20 de março, a Lei n.º 14.826[58], que institui art 1:

---

[57] BRASIL. [Constituição (1988)]. Constituição da República Federativa do Brasil de 1988. Brasília, DF: Presidente da República, [2016].

[58] Ler na íntegra em: https://www.planalto.gov.br/ccivil_03/_ato2023-2026/2024/lei/L14826.htm#:~:text=O%20PRESIDENTE%20DA%20REP%C3%9ABLICA%20Fa%C3%A7o,preven%C3%A7%C3%A3o%20%C3%A0%20viol%C3%AAncia%20contra%20crian%C3%A7as.

"A parentalidade positiva e o direito ao brincar como estratégias para prevenção violência contra crianças".

– Parentalidade positiva? Mas o que é isso?

Basicamente é quando os pais não são um perigo. Mas, leiamos a explicação presente no sexto artigo:

> É dever do Estado, da família e da sociedade a promoção dos seguintes aspectos da parentalidade positiva:
>
> I – manutenção da vida: ações de proteção e manutenção da vida da criança, de forma a oferecer condições para a sua sobrevivência e saúde física e mental, bem como a prevenir violências e violações de direitos;
>
> II – apoio emocional: atendimento adequado às necessidades emocionais da criança, a fim de garantir seu desenvolvimento psicológico pleno e saudável;
>
> III – estrutura: conjunto de equipamentos de uso comum destinados a práticas culturais, de lazer e de esporte, com garantia de acesso e segurança à população em geral;
>
> IV – estimulação: promoção de ações e de campanhas que visem ao pleno desenvolvimento das capacidades neurológicas e cognitivas da criança;
>
> V – supervisão: estímulo a ações que visem ao desenvolvimento da autonomia da criança;
>
> VI – educação não violenta e lúdica: ações que promovam o direito ao brincar e ao brincar livre, bem como as relações não violentas.

Em síntese, uma parentalidade positiva seria o exercício de um cuidado integral, não violento, sob responsabilidade de todos: família, poder público e sociedade. Isso permite compreender que pais têm muitos deveres, mas também têm direitos, perante aqueles que estão acima deles, para exercer integralmente seu dever. O provérbio africano esclarece de pronto: "é preciso uma aldeia inteira para educar uma criança".

A premissa do isolamento, fortemente sentida nas relações contemporâneas, faz criar barreiras que potencializam "parentalidades negativas e solitárias". A *Maison Verte*, de Françoise, já reconhecia a necessidade de recuperação da aldeia, pois isso oferece, ao mesmo tempo, cuidado integral e prevenção.

Nos textos de Catherine, há um trânsito constante entre direitos e deveres e erros, mas sempre são evitadas as acusações, investigações, a rotulação. Ou seja, percorre outra trilha: a das responsabilizações. Todas fundamentadas em explicitação de pontos de vista e oferta de visão abrangente. É outra importante nuance da visão de hierarquia familiar.

Mesmo em situações mais graves, como a da adoção, por exemplo, pois implicitamente envolve motivos dolorosos para a separação, desvia de apontamento retilíneo de "falhas" dos pais biológicos.

– Quando a gente não tem mais nossos pais de nascimento, podemos ter pais adotivos e uma família de coração, na qual há as mesmas regras que nas outras famílias.

A trilha da narrativa centra a atenção na criança e a orienta em duas direções.

Para trás: ela integra uma família de origem, sempre.
Para frente: ela pode integrar outra família, se for preciso.

É possível identificar que, na **visão de hierarquia familiar**, diante de uma criança, os pais genitores ocupam lugar precedente e inviolável, independente do passado e do futuro de todos.

*– **Cada criança nasce do amor** de um homem e de uma mulher, **seu pai e sua mãe de nascimento**. Eles são seus pais.*

Há uma gênese da vida criança, pautada nesta explicitação de origem.

— Polêmico! E quando não existe amor entre esse homem e essa mulher? E quando os métodos de fertilização são outros? E quando as famílias são diferentes? E quando o bebê irrompe de um contexto de abuso sexual? *Hein*? Autorizada a mentira para a criança?

Pelas premissas de Françoise Dolto, existem pontos distintos aí. O primeiro deles é afirmar, sempre, que uma criança tem um pai e uma mãe de nascimento. Independente das formas através das quais isso se dá, é sua **verdade estruturante**. A partir daí, muitas pessoas podem exercer o papel de mães e pais na vida de uma criança, mas apenas duas, pela dimensão biológica da criação, são **de nascimento**.

Sem dúvidas é doloroso demais constatar que um ato de abuso pode gerar uma criança. E é perturbador traduzir isso em uma "narrativa de amor originário". Mas, para Françoise, é necessário compreender que, por um lado, a palavra "amor" se emprega para tudo: amar um bife, amar o bom Deus, amar um cão (2002, p. 22). Por outro, embora não defina um entendimento próprio do amor, considera a existência de um amor de sangue invisível, motor do Mistério da Criação de todos os sujeitos, que se localiza além do humano e de seus atos.

Ainda assim, jamais recomenda a mentira:

— *Tu sabes por que vives sozinho com tua mãe? Sabes por que teu pai não está aqui? Porque tu nasceste como fruto de uma violação. Uma violação é quando um ato acontece à força, então antes do teu nascimento aconteceu essa situação, que é terrível. Mas ao mesmo tempo tu nasceste. Tu estás aqui, tens uma força de viver enorme. Mesmo se tu sofreste coisas terríveis, tu quiseste viver.*[59]

---

[59] LES ARCHIVES DE LA RADIO TÉLÉVISION SUISSE (Les archives de la RTS). *Françoise, 1979*. Disponível em: https://youtu.be/7vznL5z4lSA

Essa verdade foi dita por ela a uma criança em constante e extrema agitação, que vivia sozinha com sua mãe. Françoise revela que, após dizer isso à criança, ela melhorou. Para ela, a verdade precisa encontrar o caminho da vida, e isso significa, segundo ela, vinculá-la à ação de "mostrar o lado positivo da vida". Assim, a criança pode assumir seu direito, e manifestar seu desejo, pelo seu bom destino. *Malgré tout!*

Na visão de hierarquia, evita-se a sobreposição de lugares, e a criança é sempre empurrada para a vida. E isso se associa a todo tempo, tornando quase impossível a sua separação, à segunda premissa doltoniana presente nos livrinhos, a da **superação do bem e mal**, vinculada até pescoço à *ideia-força* da desconexão do sujeito de seu ato.

> *– O que é doloroso nessas crianças é que às vezes queríamos que elas não estivessem lá, ou mesmo que elas não tivessem nascido, e isso é normal. A gente sente vergonha de pensar assim, temos a impressão de que isso é muito mau. Mas isso não quer dizer que nós somos maus, é complicado de compreender porque às vezes nós as amamos ainda mais que as outras.*

> *– E pode acontecer com todo mundo de ser agredido ou de se tornar agressor.*

As experiências do bem e do mal seriam ondas que vagueiam dentro e fora dos humanos, mas ambas não são capazes, *per se*, de se encarregar de definir, existencial e conceitualmente, o que é um humano. Há sempre uma dinâmica comportamental capaz de levar a um ato bom ou mau, e a chave doltoniana parece querer mostrar **a própria dinâmica**, as pistas para seus reconhecimentos e uma orientação para a vida, e além.

> *– Se nós agredimos alguém, somos severamente repreendidos e punidos, ou mesmo expulsos da turma ou escola. O agredido muitas vezes precisa se recuperar e receber ajuda.*

Lemos aí, por complemento direto, que separar o sujeito do seu ato, superando rotulações de bom ou mau, não significa, contudo, isenção de responsabilidades sobre seus atos. Em qualquer nível.

– Com certeza! É melhor evitar as gangorras "des*meio*ladas".

A visão da hierarquia, vinculada à da superação da dicotomia entre o bem e o mal, muito próximas, com intuito de "reconhecer o humano", potencializa superação de dinâmicas comportamentais de cada sujeito, tomadas apenas pela aparência e pelos seus estereótipos correspondentes.

Por fim, o último tópico das premissas doltonianas é a **desorientação informacional**. Nos livrinhos, ela aparece de duas formas: 1) implícita, na ênfase por orientações claras e precisas, normalmente precedidas de "a gente pode", "é preciso", "é melhor", "faz bem"; 2) explícita, em expressões como "por poder falar", "ela não compreende tudo", "a gente quer apenas", "às vezes eles se irritam muito", "às vezes os adultos nos pedem", "nós não sabemos como explicar a eles", "parece bizarro, temos o direito de pedir que nos expliquem", "é difícil compreender", "não sabemos mais quem", "ajuda muito quando eles nos explicam", "às vezes é suficiente reunir todo mundo e organizar uma grande conversa entre crianças e seus pais". As histórias orientam e mostram situações, mais ou menos nuançadas, do desentendimento entre as pessoas como um gerador de atitudes, emoções e sentimentos problemáticos. O esclarecimento comunicacional, pelo diálogo, a conversação, a explicação e percepção de diferentes pontos de vista, é indicado como via de acesso para a solução das desorientações informacionais.

O interessante é perceber que qualquer disfunção nesse quesito informacional repercute muito além das infâncias. Cresce com as pessoas.

– *A água vai chegar aqui? – Devemos evacuar o bairro? – Haverá aulas amanhã? – Quando voltará a luz? – Sem luz também falta água? – O dique rompeu? Não rompeu? Vai romper?*

Frasezinhas de internet de apenas um município dos 452 atingidos pelas águas de maio de 2024 no RS. Perguntas simples. Porque as "pequenas vozes" clamam, direta ou indiretamente, por orientação e pela demonstração do quinhão de responsabilidade de cada um. A desorientação, na tragédia das enchentes, provocou ondas de pânico, estocagem de alimentos e demais produtos de supermercado, ansiedade e irritabilidade generalizadas, congestionamentos em estradas, compartilhamentos desenfreados de vídeos e textos sem verificação...

– Minha nossa! Reações de adultos!

Baita corre-corre no parquinho!

E a desinformação recorrente na vida cotidiana de uma criança desembocaria no quê, então?

– Ah! Elas **se atrapalham**!

É o que se emite pelos ares, a respeito delas, a todo momento, virou expressão corriqueira. Além de estarem em contexto de desorientação informacional, acabam sendo nomeadas de "atrapalhadas". Por contágio, esse termo parece pulular para representar todo tipo de agitação das crianças, geralmente desvinculada da ponderação acerca da responsabilidade (e contribuição) do próprio adulto para gerar aquele "momento de atrapalhação".

– Seriam os adultos os verdadeiros trapalhões?

Sem dúvida eles também se atrapalham. Mas a tarja da atrapalhação coletiva poderia cair em desuso, tanto para crianças como para adultos. A comunicologia doltoniana indica a prática de liberação de rótulos, pois ele oferece lentes que ferem o sujeito presente em cada um, é isso que pode levar ao estímulo de uma direção contrária à da vida. A linguagem, bem direcionada, lembremos, separa o sujeito de seu ato e inunda de lavanda as interações.

– **Minha nossa**! Um legado transbordante inoculado em livrinhos infantis?

A leitura transversal dos livrinhos de Catherine estimulou o reconhecimento de quatro toques cardeais: tom, didatismo e precisão, narrativa jornalística e premissas doltonianas. Os três primeiros são de ordem técnica. O último, da essência da técnica. As interações com as crianças, pela ótica da comunicologia doltoniana, parecem precisar mesmo entrelaçar esse fazer e o seu porquê. Unir o corpo ao espírito.

O reconhecimento e adoção da tríade comunicológica doltoniana matricial, do sujeito (olhar), da escuta (receber o outro), das palavras dirigidas (orientação precisa e verdadeira), leva a camadas profundas de acesso a gêneses da relação do homem consigo, com o outro, com o mundo, com seu além e aquém. Sem dúvidas, nas linhas finais que completam a missão de introdução à comunicologia doltoniana, espera-se ter conseguido escrever, traduzir em palavras, o tanto que foi possível **mirar a gênese**, "por osmose, transbiologicamente", graças às palavras doltonianas bem dirigidas.

Era uma vez uma menininha, comum, que ousou ser quem era. Pelo seu espírito e corpo, foi capaz de já saber a sabedoria que a humanidade já sabia. Compreendeu, arquetipicamente, a dinâmica do ponto de partida e de chegada da vida humana, sem descartar suas sucessivas encruzilhadas, e disso aprendeu sempre mais. Contagiou a humanidade genética, intelectual e espiritualmente.

Que a *Mine de Rien*, materialização mais recente do legado doltoniano, *da menininha da menininha,* possa chegar também ao Brasil e se tornar acessível a todas as crianças que já sabem, e também àquelas que estão se esquecendo do "conhecimento comum": amnésia precoce forçada por nossas feridas expostas. As águas das interações, quando são violentas, devastam os territórios do ser. E nada mais consegue ser impedido de ser devastado enquanto o ser estiver, em si, ele mesmo, assolado. **Desencorajado.**

Que a comunicologia possa contribuir para amenizar o sofrimento humano, **encorajando** a religação de tudo aquilo que nunca esteve nem está, de fato, separado.

Há centenas de plaquinhas nas linhas curvas desta introdução comunicológica, por todos os lados de sua encruzilhada.

– Não te percas!

Basta seguir em frente, "toda vida", rumo ao bom destino.

REFERÊNCIAS

AGOSTINHO, Santo. *Confissões*. 2. ed. São Paulo: Penguin Classics Companhia das Letras, 2017.

ARIÈS, Philippe. *História Social da Criança e da Família*. Rio de Janeiro: LTC, 1981.

ASSIS, Machado de. *Balas de Estalo*. São Paulo: Anamblume, 1998.

BACHELARD, Gaston. *A água e os sonhos*: ensaio sobre a imaginação da matéria. São Paulo: Martins Fontes, 2018.

BAUDRILLARD, Jean. *A Ilusão Vital*. Rio de Janeiro: Civilização Brasileira, 2001 [2000].

___. *A Transparência do Mal:* ensaios sobre os fenômenos extremos. São Paulo: Papirus, 1992.

BUBER, Martin. *Do Diálogo ao Dialógico*. São Paulo: Perspectiva, 2014.

___. *Eu e Tu*. São Paulo: Cortez e Moraes, 1977.

DOLTO, Françoise. *A Causa das Crianças*. Aparecida-SP: Ideias e Letras, 2005.

___. *A Causa dos Adolescentes*: um projeto humanista para o desenvolvimento dos 10-16 anos. Aparecida-SP: Ideias e Letras, 2004.

___. *A Imagem Inconsciente do Corpo*. São Paulo: Perspectiva, 2017.

___. *Como Orientar seu Filho*. Rio de Janeiro: Francisco Alves Editora, 1985.

___. *Inconsciente e Destinos*. Rio de Janeiro: Zahar, 1989.

___. *Mère et Fille*: une correspondance 1913-1962. Paris: Mercure de France, 2008.

___. *Parler de la Mort*. Paris: Éditions Gallimard, 1998.

___. *Parler de la Solitude*. Paris: Mercure de France, 2005.

___. *Parler Juste aux Enfants*. Paris: Mercure de France, 2005.

___. *Quando os Pais se Separam*. Rio de Janeiro: Zaar, 2011.

___. *Sexualidade Feminina*. São Paulo: Martins Fontes, 1984.

___. *Tudo é Linguagem*. São Paulo: Martins Fontes, 2018.

DOLTO, F.; SÉVERIN, G. *Os Evangelhos Segundo a Psicanálise*. Campinas: Verus Editora, 2010.

DURAND, Gilbert. *A Imaginação Simbólica*. São Paulo: Cultrix, 1988.

___. *As Estruturas Antropológicas do Imaginário*. São Paulo: Martins Fontes, 2002.

___. *O Imaginário*: ensaio acerca das ciências e da filosofia da imagem. Rio de Janeiro: DIFEL, 2001.

FLUSSER. Vilém. *Comunicologia: Reflexões Sobre o Futuro*. São Paulo: Martins Fontes, 2015.

GADAMER, Hans-Georg. *Verdade e Método*: traços fundamentais de uma hermenêutica filosófica. Petrópolis: Vozes, 2002 [1986].

___. *Verdade e Método II*: complementos e índice. Petrópolis: Vozes, 2002 [1986].

GRAÑA, Roberto B. *A Carne e a Escrita*: um estudo crítico psicanalítico sobre Graciliano Ramos. Bom Despacho: Literatura em Cena, 2022.

HANKE, Michael. A Comunicologia Segundo Vilém Flusser. Artigo apresentado no *Intercom 2003 – XXVI Congresso Brasileiro de Ciências da Comunicação*, em Belo Horizonte.

HEIDEGGER, Martin. *A Questão da Técnica*. Disponível em: https://www.scielo.br/j/ss/a/QQFQSqx77FqjnxbGrNBHDhD/.

HOHLFELDT, Antonio; FRANÇA, Vera Veiga; MARTINO, Luiz C. *Teorias da Comunicação*: conceitos, escolas, tendências. Petrópolis: Vozes, 2015.

___. A Comunicação enquanto diálogo em Paulo Freire e Luiz Beltrão. In. FERREIRA, Giovandro M; HOHLFELDT, Antonio; MARTINO, Luiz C., MORAIS, Osvando J. de. *Teorias da Comunicação*: trajetórias investigativas. Porto Alegre: Edipucrs, 2010.

LAGE, Nilson. *A Reportagem*: teoria e técnica de entrevista e pesquisa jornalística. XXX 2001.

LATOURELLE, Rene; FISICHELLA, Rino. *Dicionário de Teologia Fundamental*. Petrópolis: Vozes, 1994.

LEDUR. Paulo Flávio. *Escreva Direito*: pecados da linguagem jurídica. Porto Alegre: AGE, 2022.

___. *Português Prático*. Porto Alegre: AGE, 15. ed., 2015.

_____. *Os Pecados da Língua*: pequeno repertório de grandes erros de linguagem. Porto Alegre: AGE, 2016.

MARCONDES FILHO, Ciro. *Para Entender a Comunicação* – contatos antecipados com a Nova Teoria. São Paulo: Paulus, 2008.

___. *Sobre o Tempo de Incubação na Vivência Comunicacional*. Trabalho apresentado no GT Epistemologia da Comunicação, no XXV Encontro Anual da Compós, Universidade Federal de Goiás, 07 a 10 de junho de 2016.

___. *Um Autômato Espiritual Pode Ser Forçado a Pensar?* Reflexões sobre a capacidade de avaliar os efeitos da comunicação no outro. Trabalho apresentado ao Grupo de Trabalho Epistemologia da Comunicação do XXII Encontro Anual da Compós, na Universidade Federal da Bahia, Salvador, de 04 a 07 de junho de 2013.

___. *Comunicologia ou Mediologia?* A fundação de um campo científico da comunicação. São Paulo: Paulos, 2018.

MAFFESOLI, Michel. *O Conhecimento Comum*. Porto Alegre: Sulina, 2008.

___. *Elogio da Razão Sensível*. Petrópolis: Vozes, 2005 [1996].

MARTINO, Luis Mauro Sá; MARQUES, Ângela. *A Comunicação como Ética da Alteridade*: pensando o conceito com Lévinas. Trabalho apresentado ao Grupo de Trabalho Epistemologia da Comunicação do XXVII Encontro Anual da Compós, Pontifícia Universidade Católica de Minas Gerais, Belo Horizonte, 05 a 08 de junho de 2018.

MARTINO, Luis Mauro Sá. *Interdisciplinaridade e Objeto de Estudo da Comunicação*. XXI Congresso Brasileiro de Ciências da Comunicação, 1998.

MARTINO, Luiz C. et al. (orgs.). *Teorias da Comunicação*: trajetórias investigativas. Porto Alegre: Edipucrs, 2010.

MARTINO, Luiz C. *A Etimologia do Termo Comunicação*: uma análise crítica. Trabalho apresentado no GP Teorias da Comunicação, XXI Encontro dos Grupos de Pesquisas em Comunicação, evento componente do 44º Congresso Brasileiro de Ciências da Comunicação, 2021.

___. Contribuições para o estudo dos meios de comunicação. In: *Revista FAMECOS*. Porto Alegre, n. 13, dezembro 2000.

___. *Dimensões e Limites da Empatia na Comunicação*: explorações na trilha de Husserl e Stein. Trabalho apresentado ao GT Epistemologia da Comunicação do XXVIII Encontro Anual da Compós, Pontifícia Universidade Católica do Rio Grande do Sul, Porto Alegre, 5 a 8 de junho de 2019.

___. *Sobre o Conceito de Comunicação: ontologia, história e teoria*. Trabalho apresentado ao Grupo de Trabalho Epistemologia da Comunicação do XXVIII Encontro Anual da Compós, Pontifícia Universidade Católica do Rio Grande do Sul, Porto Alegre, 11 a 14 de junho de 2019.

MONTANDON, Cléopâtre. Sociologia da Infância: balanço dos trabalhos em Língua Inglesa. In: *Cadernos de Pesquisa*, n.º 112, p. 33-60, março 2001.

MORIN, Edgar. *Ensaios de Complexidade*. Porto Alegre: Sulina, 1997.

___. O Método 1: *A Natureza da Natureza*. Porto Alegre: Sulina, 2003.

___. O Método 2: *A Vida da Vida*. Porto Alegre: Sulina, 2001.

___. O Método 3: *O Conhecimento do Conhecimento*. Porto Alegre: Sulina, 1999.

___. O Método 4: *As Ideias*; hábitat, vida, costumes, organização. Porto Alegre: Sulina, 2002.

___. O Método 5: *A Humanidade da Humanidade*: a identidade humana. Porto Alegre: Sulina, 2003.

QUINTEIRO, Jucirema. Sobre a emergência de uma sociologia da Infância: contribuições para o debate. In: *Perspectiva*, Florianópolis, v. 20, n. Especial, p. 137-162, 2002.

ROSENBERG, Marshall B. *Comunicação Não-Violenta*. São Paulo: Ágora, 2003.

RÜDIGER, Francisco. *As Teorias da Comunicação*. Porto Alegre: Penso, 2011.

___. *Introdução à Teoria da Comunicação*. São Paulo: Edicon, 2003.

SAGAN, Carl. *Cosmos*. Lisboa, Gradiva, 1984.

SCHETTINO, Paulo B. C. *Teorias da Palavra* – Pilares Fundantes das Teorias da Comunicação.

SIROTA, Régine. (dir.). L'emergence d'une sociologie de l'enfance, évolution de l'objet, évolution du regard. *Dossier: Sociologie de l'enfance* 1. Education et Sociétés. n. 2, p. 9-16, 1998

___.(ed.) *Eléments pour une Sociologie de l'Enfance*, Rennes, PUR, 2006.

SCHUTZ, Alfred; LUCKMANN, Thomas. *Estruturas do Mundo da Vida*. Porto Alegre: Edipucrs, 2023

TONIN, Juliana. *Acervo* da Pesquisa Comunicação e Infância. Porto Alegre, ComCrianças, 2023. Disponível em: https://comcriancas.com/acervo/

___. *Comunicação, Infância e Imaginário*. Porto Alegre: Edipucrs, 2022.

___. *O Imaginário Infantil na Publicidade Contemporânea*: a campanha da RBS "O amor é a melhor herança, cuide da criança". Dissertação de Mestrado, 2004

TONIN, Juliana; MACHADO, Anderson. Infância na Pesquisa em Comunicação no Brasil. In: *Revista Memorare*, Dossiê Narrativas e imagens da/na infância, v. 10 n. 1 (2023): Disponível em: https://portaldeperiodicos.animaeducacao.com.br/index.php/memorare_grupep/article/view/20017

TRÄSEL, M.; VINCIPROVA, G. R. O conceito de desinformação nos estudos de jornalismo brasileiros sobre a Covid-19. *Esferas*, ano 14, vol. 1, n. 29, janeiro-abril de 2024, p. 3.

TREVISAN, Armindo. *Os Jovens e a Leitura*, 2024a. Disponível em: armindotrevisanblogspot.com

___. *Sobre a Arte de Escrever I*, 2024b. Disponível em: idem

___. *Vale a Pena Ler as "Confissões" de Santo Agostinho*, 2024c. Disponível em: Ibidem

VARÃO, Rafiza. Notas sobre o mito dos quatro fundadores do campo comunicacional: Coisas que ninguém nunca viu antes e pensamentos que ninguém teve. In: *Líbero* – São Paulo, v. 13, n. 25

VELDMAN, Frans. *Haptonomie: Amour et Raison*. Paris: Presses Universitaires de France, 2004.

___. *Haptonomie, Science de l'Affectivité: Rédecouvrir l'Humain*. Paris: Presses Universitaires de France, 1989.

WOLF, Mauro. *Teorias da Comunicação*. Lisboa: Presença, 1995.

+Audiovisuais

MÉTAMORPHOSE, ÉVEILLE TA CONSCIENCE. *Parents Conscients avec Catherine Dolto*: L'haptonomie pour communiquer avec bébé (Ép.

8). Disponível em https://youtu.be/HD4xiBfrmI8?list=PL5GJRIiOjS-W6NnbUYy-Vg_yvWs_0Uje34

ISSY TV. *Le bonheur en famille avec Catherine Dolto*. Disponível em: https://youtu.be/0TlGFk49zFY?list=PL5GJRIiOjSW6NnbUYy-Vg_yvWs_0Uje34

FRANCE INTER. *Le grand entretien hommage à Françoise Dolto*. Disponível em: https://youtu.be/MzcXycSFs5c?list=PL5GJRIiOjSW6NnbUYy--Vg_yvWs_0Uje34

LE POINT. *Catherine Dolto: au nom de la mère*. ENTRETIEN. Deux romans graphiques, au Seuil et chez Delcourt, mais aussi une pièce de théâtre reviennent sur le travail de Françoise Dolto auprès des enfants. Propos recueillis par Baudouin Eschapasse. Publié le 26/10/2020. Disponível em: https://www.lepoint.fr/culture/catherine-dolto-au-nom-de-la--mere-26-10-2020-2398109_3.php#11

LES ARCHIVES DE LA RTS. *Françoise Dolto* (1979). Disponível em: https://youtu.be/7vznL5z4lSA?list=PL5GJRIiOjSW6NnbUYy-Vg_yvWs_0Uje34

LA MAISON DES MATERNELLEs. *Françoise Dolto, la magicienne*. Disponível em: https://youtu.be/uYujYfLenmU?list=PL5GJRIiOjSW6NnbUYy-Vg_yvWs_0Uje34

@BEDIAJU. *Psicanálise de Crianças* –Françoise Dolto. Disponível em: https://youtu.be/_EOKl4tApR4?list=PL5GJRIiOjSW6NnbUYy-Vg_yvWs_0Uje34

PAULO HENRIQUE SANTOS. *Être Psychanalyste – Françoise Dolto*. Disponível em: https://youtu.be/jh3EMKerxXE?list=PL5GJRIiOjSW6NnbUYy-Vg_yvWs_0Uje34

PAULO HENRIQUE SANTOS. *Françoise Dolto – Les Maîtres (part 3)*. Disponível em: https://youtu.be/GSMTUjo1MBg?list=PL5GJRIiOjS-W6NnbUYy-Vg_yvWs_0Uje34

PAULO HENRIQUE SANTOS. *Françoise Dolto* – Lacan. Disponível em: https://youtu.be/PbqRQ6g3I1k?list=PL5GJRIiOjSW6NnbUYy-Vg_yvWs_0Uje34

PAULO HENRIQUE SANTOS. *Dolto psychanalyste 7*. Disponível em: https://youtu.be/VCVqqUPx_P8?list=PL5GJRIiOjSW6NnbUYy-Vg_yvWs_0Uje34

EVEIL CONSCIENCE. *Francoise Dolto*. Disponível em: https://youtu.be/rUbMEl1hxXU?list=PL5GJRIiOjSW6NnbUYy-Vg_yvWs_0Uje34

ALLO DOCTEURS. *Education: Françoise Dolto a-t-elle créé une génération d'enfants-rois ?* Disponível em: https://youtu.be/t_v1OcF8EGc?list=PL-5GJRIiOjSW6NnbUYy-Vg_yvWs_0Uje34

INA STARS. *Françoise Dolto «La psychologie des enfants».* Disponível em: https://youtu.be/mMXn48QHxYw?list=PL5GJRIiOjSW6NnbUYy-Vg_yvWs_0Uje34

GEORGES DE GENEVRAYE. *Françoise Dolto: Les Enfants d'abord (extrait).* Disponível em: https://youtu.be/x36I7y_XHCk?list=PL5GJRIiOjSW6NnbUYy-Vg_yvWs_0Uje34

LOSTINTHISWHIRLPOOL. *Françoise Dolto – Documentaire (1ère partie 1908-1945).* Disponível em: https://youtu.be/wtFRoe52GEs?list=PL-5GJRIiOjSW6NnbUYy-Vg_yvWs_0Uje34

ROSEMEIRE ZAGO. *Françoise Dolto – O Canal do Autoconhecimento.* Disponível em: https://youtu.be/ZPk9U-sWxrQ?list=PL5GJRIiOjS-W6NnbUYy-Vg_yvWs_0Uje34

ROSEMEIRE ZAGO. *Tu escolheste nascer Françoise Dolto – O Canal do Autoconhecimento.* Disponível em: https://youtu.be/IGOgmrhzSiY?list=PL5GJRIiOjSW6NnbUYy-Vg_yvWs_0Uje34

ECOLE DE LA NEUVILLE. *Françoise Dolto commente l'institution Neuvilloise.* Disponível em: https://youtu.be/uAOp2GZ4Wto?list=PL5GJRIi-OjSW6NnbUYy-Vg_yvWs_0Uje34

ECOLE DE LA NEUVILLE. *Ecole de la Neuville.* Disponível em: https://youtu.be/U3HPNavgQQ8?list=PL5GJRIiOjSW6NnbUYy-Vg_yvWs_0Uje34

J.-D. NASIO. *El secreto de Dolto.* Disponível em: https://youtu.be/7JH83EOHeUw?list=PL5GJRIiOjSW6NnbUYy-Vg_yvWs_0Uje34

ARTESQUIEU. *Françoise Dolto – Entretien (Les yeux fertiles).* Disponível em: https://youtu.be/kg-WTc6Wrpk?list=PL5GJRIiOjSW6NnbUYy--Vg_yvWs_0Uje34

PORTRAITS DU MONDE. *Francoise Dolto, au nom de l'enfant – Documentaire Complet – MG.* Disponível em: https://youtu.be/kgx4GDV-fd8s?list=PL5GJRIiOjSW6NnbUYy-Vg_yvWs_0Uje34